Toque Toque Rechine

Consiguela sonrisa que siempre has querido

Por el Dr. Samuel Schlesinger DDS

Editadopor Kristin Pierri

Dedicado a mis sobrinos Maddie y Jake

Prólogo

"¿Por qué nadie me dijo esto antes?"

Esta pregunta siempre me ha apasionado. Me ofrecía para educar a mis pacientes y ayudarlos a controlar su salud bucal. A la vez, podía demostrar mis conocimientos de odontología. Sin embargo, con el paso del tiempo, mi entusiasmo se convirtió en preocupación. ¿Por qué había tanta gente que no entendía la importancia de la salud bucal y, como mínimo, de su propia salud bucal? ¿Fue debido a una experiencia odontológica previa? ¿Fue transmitido por sus padres? ¿Fue por motivos económicos? ¿Se debe a los seguros? ¿Fue algo que se pasó por alto rápidamente en la escuela o en la consulta del médico familiar? Como la mayoría de las cosas, especialmente en la odontología, fue todo lo anterior. Por eso decidí escribir este libro. Estaba cansado de escuchar esta pregunta de mis pacientes. Investigué rápidamente en Internet y me di cuenta de que no había ningún libro que ayudara a la gente a entender lo que pasaba en su boca. He tratado de meter todo el conocimiento que he podido de la manera más sencilla posible para que después de leer este libro, todo en el dentista tenga por fin sentido.

Mi filosofía de tratamiento es sencilla. Quiero que cada paciente pueda soplar sus velas de cumpleaños sin que se le caigan los dientes a los 100 años. Dime algo que utilices con tanta frecuencia como tu boca y tus dientes. Cada vez que sonríes, frunces el ceño, te ríes, hablas o comes, utilizas tu boca y tus dientes. Quizá el más importante sea la sonrisa. Es lo primero que se nota en una persona y es el símbolo que se valora con mayor contenido emocional positivo. Quiero que mis pacientes sean felices y amen su sonrisa. Entonces, ¿cómo lo conseguimos? El primer paso es la salud general. Esto incluye visitas regulares tanto al médico familiar como al dentista. A medida que envejecemos, nuestra capacidad de curación disminuye y ya es imposible hacer frente al desgaste que experimenta nuestro cuerpo. Esto afecta también a nuestra boca y a nuestros dientes. Ahí es donde entramos nosotros. En primer lugar, nos ocupamos de sus necesidades fundamentales con limpiezas y la eliminación de cualquier caries. Luego, viene la parte divertida. Si no estás contento con tu sonrisa, podemos ayudarte a recuperar la confianza en ti mismo y la felicidad con Invisalign, implantes, coronas o carillas para conseguir la sonrisa de tus sueños.

Escribir este libro me permite llegar a más personas porque sólo puedo ver a un número determinado de pacientes en un día. Con tanta información disponible al alcance de nuestra mano en estos días y con la gran cantidad de tendencias conscientes de la salud, creo que no se hace suficiente hincapié en la importancia de la salud bucal como parte de la salud general. Ahora es el momento de tomar el control de tu salud bucal. 2021 es el año en el que todos empezamos por fin a usar el hilo dental.

Contenido

Historial Médico, Dental y Social

"¿Por qué me haces todas estas preguntas? Sólo quiero que me hagan una limpieza".

Del mismo modo que cuando visitas al médico familiar, es necesario que nos proporciones un historial médico completo. Esto incluye una lista completa de problemas de salud, una lista completa de medicamentos (incluyendo suplementos) y cualquier alergia conocida o potencial. Tal vez no parezca importante en la consulta dental, pero créeme, es importante. Tu historial médico nos permite conocer tu salud dental y puede influir en la gestión de los problemas dentales. Utilizamos muchas herramientas, materiales, medicamentos y anestésicos que pueden causar un estrés indebido a su cuerpo y pueden interactuar con ciertas condiciones de salud o medicamentos que usted pueda estar tomando. Antes de poder realizar cualquier tratamiento dental, debemos asegurarnos de que estás seguro mientras estás bajo nuestro cuidado. Para nosotros lo primero es siempre su seguridad. Además, preguntamos porque nos importa.

También te tomaremos la presión arterial y tus signos vitales. Aunque no lo creas, la mayoría de las personas con hipertensión son atendidas por primera vez en el dentista. Esto se debe a que la gente tiene limpiezas de rutina en su consultorio dental con más frecuencia que visitar a su médico familiar para un examen físico anual.

Muchos tratamientos dentales pueden provocar sangrados (limpiezas dentales, tratamientos de encías, extracciones o empastes que afecten a la zona de las encías) que pueden hacer que las bacterias presentes en la boca pasen al torrente sanguíneo. En la mayoría de los casos, esto no representa un problema. Sin embargo, para algunas personas, esto puede tener consecuencias graves a menos que se tomen precauciones. En el capítulo dedicado a los medicamentos comunes hablaremos con más detalle de la premedicación con antibióticos.

También es importante que contemos con información sobre tu historial dental. Esta información incluirá detalles sobre cualquier tratamiento dental reciente, complicaciones dentales en el pasado y rutinas de higiene dental.

Y por último, revisaremos tu historial social. Esta información incluye datos sobre tu dieta, factores de estrés laboral, consumo de tabaco y de alcohol. Tu historia social nos permite situar los problemas dentales en su contexto para poder tratarlos de forma eficaz y holística. Recuerda que el cuerpo está conectado. Tu salud bucal influye en tu salud general y tu salud general influye en tu salud bucal.

Examenes de Nuevos Pacientes / Examenes Bucales Completos

¿Por qué acudimos tan rápido a nuestro médico familiar cuando algo parece o se siente anormal en nuestro cuerpo, además de en nuestra boca? ¿Es porque no nos preocupamos por buscar? No. Es porque no sabemos lo que buscamos.

El examen de paciente nuevo o el examen bucal completo es, con mucho, la cita más importante que un paciente puede tener en el dentista. Se realiza tanto en la primera visita a un nuevo consultorio dental como periódicamente en su consultorio habitual, dependiendo de la frecuencia que su dentista establezca en tu caso. La frecuencia más común para un nuevo examen completo varía de 2 a 5 años. Esto no es lo mismo que una revisión de limpieza en la que el dentista aparece durante unos minutos. Estos exámenes son para revisar cualquier radiografía nueva y tratar cualquier problema serio o cambios significativos que observemos desde su última visita. Sólo tenemos 5 minutos o menos para hacer esta revisión debido al horario de cada uno. En ocasiones podemos ver muchos cambios que no se pueden atender y recomendamos que vuelvas para un examen completo o más tiempo para discutir lo que está sucediendo. Las revisiones de limpieza pueden tener un intervalo de 3 a 12 meses y la frecuencia es diferente para cada paciente y la establece tu dentista.

Como parte del examen bucal completo o del examen de un nuevo paciente, se toman radiografías (o a veces se transfieren radiografías de un consultorio anterior si son muy recientes) así como fotos intraorales utilizando una cámara digital. A veces también se toma un escáner intraoral. Tomamos fotos intraorales de tu boca para que puedas ver lo que nosotros vemos. Te damos la oportunidad de observar tu boca, lo cual es importante porque te familiariza con lo que es normal y lo que no. Queremos tener toda la información posible para asegurarnos de que no se nos olvida nada. Con toda esta información, podremos comparar en el próximo examen completo no sólo las radiografías sino también las fotografías para ver qué ha cambiado y la velocidad a la que están cambiando las cosas. Aquí es donde se puede evaluar y comparar la recesión, el desgaste, los protectores nocturnos, el apiñamiento, etc. Incluso podemos medir esto digitalmente mediante la comparación de escaneos intraorales anteriores.

En estas citas doy a mis pacientes todo el tiempo que necesiten y a menudo me meto en problemas con la recepción para hacerlo. Sin embargo, nunca acelero esta cita. Es una oportunidad para que tanto el médico como el paciente se conozcan y se entiendan. Es el momento de explicar, hacer preguntas y abordar los temas que les preocupan. Al final de esta cita, repasamos lo que hay que hacer, lo que se puede hacer y las posibilidades en el futuro. Al final, la decisión de lo que se hace y la velocidad a la que se hace es tuya. Lo más importante es que te vayas bien informado de lo que ocurre en tu boca.

Radiografías

"No quiero hacerme radiografías hoy. Me las haré después".

Si bien muchos profesionales odontológicos podrían descartar esto para evitar discusiones y polémicas, yo lo veo como una oportunidad para educar. He visto innumerables pacientes que siguen con la excusa de "no hacer radiografías". Pasan años en el mismo consultorio sin hacerse radiografías porque los médicos se cansan de pedirlas y el paciente también se cansa de que se las pidan. Tenemos que solucionar esto pronto, antes de que se convierta en un hábito. Algunos pacientes firmarán un formulario en el que dicen que rechazan las radiografías hoy y que son conscientes de los riesgos y las consecuencias. Desgraciadamente, no se puede firmar la negligencia. No es correcto seguir tratando a alguien que rechaza las radiografías durante más tiempo del apropiado y, al hacerlo, los profesionales odontológicos están permitiendo ese comportamiento. Así que, por favor, hazle caso a tu médico cuando se trate de la frecuencia de las radiografías: las hacemos por ti, no por nosotros.

Para mantener y evaluar su salud bucal, necesitamos radiografías constantes para poder ver lo que nuestros ojos no pueden. El objetivo de ir al dentista es detectar las cosas a tiempo para que no se conviertan en un problema mayor, más agresivo y más caro. Todavía no podemos ver a través de los dientes, las encías o el hueso; aún estamos trabajando en la tecnología para hacerlo. Pero hasta que llegue ese día, tenemos que recurrir a las radiografías. La frecuencia de las radiografías la determina tu dentista y es específica para ti.

Entonces, ¿qué tipo de radiografías se hacen y por qué? Hay cinco tipos de radiografías dentales que se toman normalmente para evaluar tu salud dental, dependiendo de lo que estamos tratando de ver.

Radiografías periapicales

Las radiografías periapicales son aquellas que muestran la totalidad del diente, desde la corona (superficie de masticación) hasta más allá de la raíz (por debajo de las encías). Se realizan para cualquier área de interés que veamos, como por ejemplo, signos de infección, posible necesidad de endodoncia, para evaluar las estructuras óseas y durante el tratamiento de ortodoncia / Invisalign para asegurar que no se está produciendo ningún acortamiento de la raíz debido a que los dientes avanzan demasiado rápido. También se toman radiografías periapicales de sus dientes frontales superiores e inferiores cada 3 a 5 años.

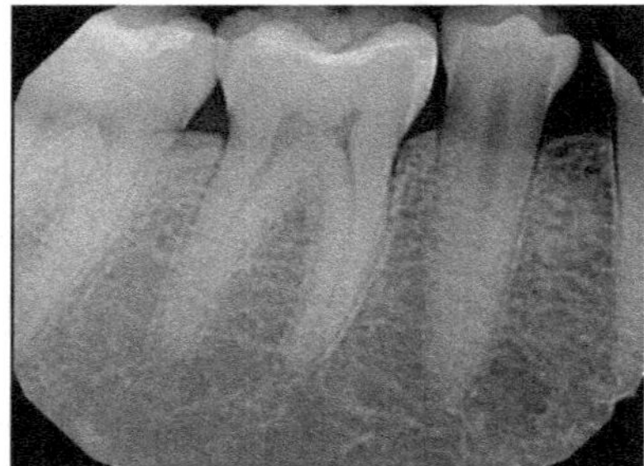

Figura 1: Radiografía periapicaley

Radiografías de aleta de mordida (conocidas como radiografías de comprobación de caries)

Las radiografías de aleta de mordida permiten observar la corona, así como la mitad de sus raíces y el soporte óseo. Se utilizan para detectar caries, pérdida de hueso y acumulación de sarro. Las radiografías de aleta de mordida se toman entre 1 y 3 años, dependiendo de tu historial.

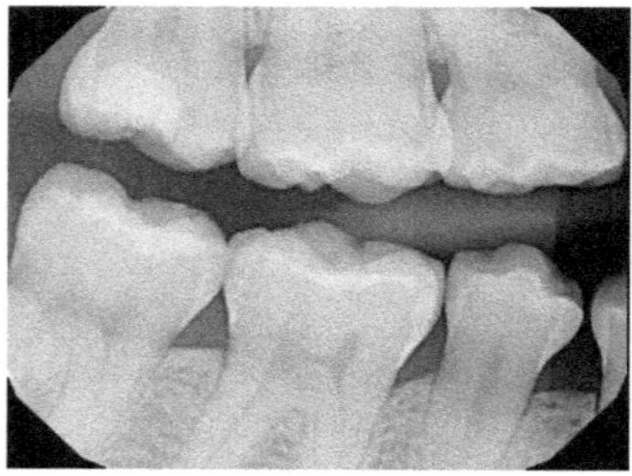

Figura 2: Radiografía de aleta de mordida

Radiografía cefalométrica

Una radiografía cefalométrica permite obtener una imagen de la parte lateral del cráneo. Se utiliza habitualmente en ortodoncia para determinar si es necesario mover los distintos dientes y su relación con la mandíbula y el cráneo.

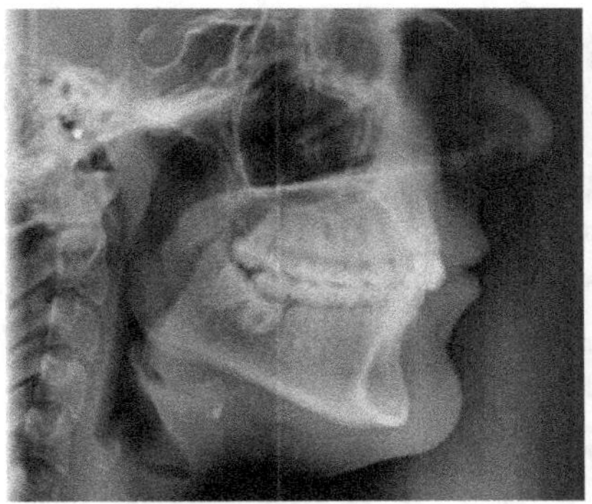

Figura 3: Radiografía cefalométrica

Radiografía panorámica

Una radiografía panorámica permite obtener una amplia visión anatómica y conocer la historia de tu boca. También nos muestra las articulaciones de la mandíbula, los nervios y los senos paranasales. Comúnmente se utiliza para la detección temprana del cáncer oral, las enfermedades del hueso de la mandíbula, la enfermedad de las encías, el desarrollo de los dientes y la mandíbula, las muelas del juicio afectadas y los problemas de los senos paranasales.

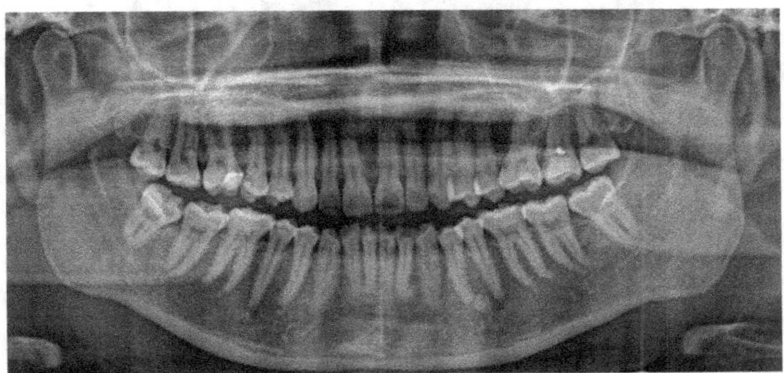

Figura 4: Radiografía panorámica

Frecuentemente, podemos ver algo en esta radiografía que nos llevará a tomar una periapical porque necesitamos tener una vista más detallada de un diente específico para evaluar una posible infección. Las radiografías panorámicas se toman entre cada 3 y 5 años.

Tomografía Computarizada de Haz Cónico (o TC)

Una TC es una radiografía en 3D. Sólo se realiza cuando se requiere para cualquier cosa que no se pueda diagnosticar con las radiografías 2D mencionadas anteriormente. Proporciona información en 3D sobre lo cerca que está un nervio para hacer una extracción, posibles fracturas, infecciones, endodoncias y grandes cirugías con implantes. Esto es diferente a un TC de grado médico. La figura 5 muestra una muela del juicio que está en posición horizontal - nos permite visualizar lo cerca que está el nervio antes de proceder a la cirugía.

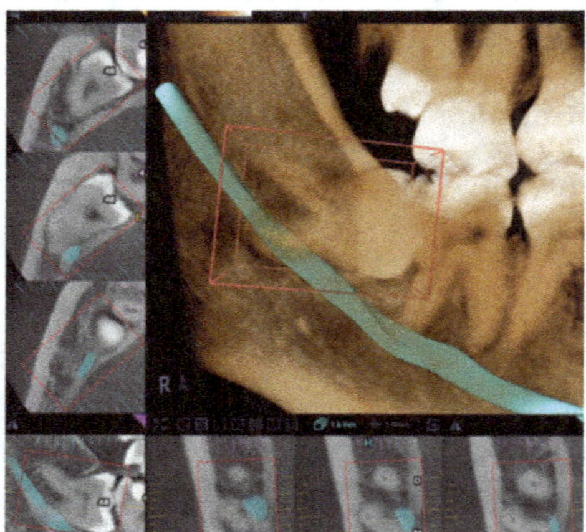

Figura 5: Tomografía Computarizada (TC) de la Muela del Juicio inferior derecha

También se toman radiografías en determinados procedimientos dentales y como parte del seguimiento del tratamiento. Estos son algunos ejemplos:

- Durante una endodoncia para medir la longitud de las raíces, así como para verificar que se encuentran todos los nervios y solucionar problemas

- Durante la colocación del implante para comprobar la profundidad, la angulación y su proximidad a cualquier anatomía importante

- Durante la colocación de coronas/carillas para verificar que están bien colocadas, ya sea antes o después de su fijación.

- Seguimiento de las endodoncias para asegurar la cicatrización oportuna

- Seguimiento de los implantes para garantizar su estabilidad y detectar cualquier cambio significativo durante los primeros años de masticación

- Seguimiento del tratamiento Invisalign para asegurar que no se produce un acortamiento de la raíz debido al movimiento acelerado de los dientes.

Y por último, cualquier traumatismo necesita un seguimiento con radiografías para evaluar cualquier cambio en el nervio que pueda conducir a una endodoncia. Es posible que haya otras razones por las que tu dentista quiera hacer una radiografía de diagnóstico, pero siempre es lo más conveniente para ti en caso de que te la recomienden.

Y ahora, lo que todo el mundo se pregunta: ¿son seguras las radiografías? Por supuesto que sí.

En primer lugar hay que marcar la diferencia entre una radiografía médica y una radiografía dental. Las radiografías dentales contienen una fracción de la radiación que utilizan las radiografías médicas. Las radiografías digitales utilizan cantidades aún más bajas con una reducción de casi el 90% en la exposición en comparación con las radiografías tradicional. Las radiografías de comprobación de caries suponen la misma radiación que se recibes en la vida diaria por exponerte al sol, el teléfono móvil y u otras fuentes. Para ponerlo en perspectiva, un viaje en avión de Toronto a Londres para ir a visitar a la Reina te expondrá a la misma radiación que 16 radiografías dentales y eso sin contar el escáner de seguridad del aeropuerto que puede equivaler hasta 1000 veces más que la utilizada para una radiografía médica de tórax. En pocas palabras, las radiografías dentales son seguras y son para tu propio beneficio, así que ¡háztelas cuando sean necesarias! (Tomado de Kois, 1)

Quizás te estés preguntando: si las radiografías son tan seguras, ¿por qué tenemos que llevar un delantal de plomo y por qué el medico o el asistente salen de la sala para estar detrás de la pared? En primer lugar, te pedimos que lleves el delantal de plomo por tu propia seguridad para limitar la dispersión de los rayos X (que es una cantidad mínima) porque queremos ser muy cuidadosos para asegurarnos de que no hay exposición a la radiación en partes sensibles del cuerpo como su glándula tiroides. ¿Y por qué no nos quedamos en la sala? Hacemos muchas radiografías a lo largo del día, así que por nuestra seguridad intentamos no exponernos más de lo necesario. Pero a veces lo hacemos para que se le puedan realizar radiografías a los niños correctamente, pero también llevaremos un delantal de plomo en la sala. Queremos asegurarnos de que es seguro tanto para los pacientes como para el personal.

Los Dientes de los Niños

¿Cuándo debería llevar a mi hijo al dentista por primera vez? ¿Cuándo debería empezar a cepillarse? ¿Cuándo debería empezar a utilizar el hilo dental?¿Es normal? ¿Mi hijo no debería tener más dientes a esta edad? ¿Debería utilizar pasta dental?

Tenemos muchas dudas cuando hablamos de los dientes de los niños que podría dedicar un libro completo para solo hablar de este tema. Aunque, ese no es nuestro objetivo. Nuestro objetivo es darte toda la información posible de una manera sencilla para que cuentes con las herramientas necesarias no solo para que estés informado, si no también para que puedas transmitir esa información a tus hijos.

Empecemos desde cero. ¡Cuando nacen! Cuando los bebés nacen, la primera cosa que debes saber es acerca de los dientes natales y neonatales. Los dientes natales están presentes al nacer y deberían ser removidos ya que interfieren con la lactancia y suelen ser dientes sobrantes. Puedes removerlos, ya sea en un hospital o con el dentista. Los dientes neonatales pueden salir a los 30 días de nacidos y también deben ser removidos con tu dentista siempre y cuando sean considerados dientes extra.

Los 2 primeros años

¿Cuándo debo llevar a mi bebé al dentista? Debe llevar a su bebé en cuanto le salga el primer diente, es decir, entre los 6 y los 12 meses. El objetivo de las primeras visitas es doble: conseguir que su hijo se sienta cómodo en un nuevo entorno y responder a cualquier pregunta que pueda tener sobre su cuidado dental. Ir al dentista por primera vez puede asustar a cualquiera, así que esas primeras citas son muy importantes para crear una experiencia y una asociación positivas.

¿Cuándo debería empezar a cepillarle los dientes a mi bebé? Tan pronto como le salga el primer diente. Sin pasta dental, sólo con un poco de agua en un cepillo para bebés o un cepillo de dedo después de las comidas y antes de acostarse. La clave es acostumbrar al bebé a la higiene bucal y al cepillado. Incluso antes de que le salga el primer diente, debes usar una gasa/paño húmedo o un cepillo de dedo para limpiar las encías de tu bebé y que se acostumbre al proceso. Lo importante es no obligar al niño a cepillarse los dientes para que no desarrolle una idea negativa al respecto. Lo importante es que sea una experiencia positiva. Hay muchos libros, canciones, vídeos y juguetes que pueden ayudar a este fin. Sé firme pero que no sea a la fuerza. No hace falta utilizar pasta dental hasta después de los 2 años. Se puede empezar utilizando una pequeña cantidad de pasta dental con flúor del tamaño de un grano de arroz (alto riesgo de caries) o sin flúor (bajo riesgo) e ir aumentando paulatinamente hasta llegar a una cantidad del tamaño de un guisante alrededor de los 3 años o cuando pueda escupir correctamente. No te preocupes si al principio tu hijo se traga parte de la pasta de dientes. Esas pequeñas cantidades no tendrán ningún efecto dañino. Siempre supervisa cómo se cepilla para minimizar la cantidad de pasta de dientes que se traga.

Conforme los dientes comienzan a salir (dentición), tu bebé podría presentar síntomas que pueden hacerte pensar que algo no está bien. Es habitual que aumente la temperatura, babee, tenga diarrea, pierda el apetito y aparezca un sarpullido. Estos síntomas aparecen y desaparecen con bastante rapidez. Evidentemente, si estos síntomas persisten o empeoran, debes visitar a tu pediatra para descartar cualquier otra cosa. Los anillos de dentición fríos ayudan a que tu hijo se sienta más cómodo mientras le salen los dientes.

Caries del biberón

Si hay algo en lo que no puedo hacer suficiente hincapié es en no dejar que tu hijo se duerma con un biberón que contenga leche, agua con miel o una bebida azucarada. Esto también incluye el hecho de que se duerma durante la lactancia.

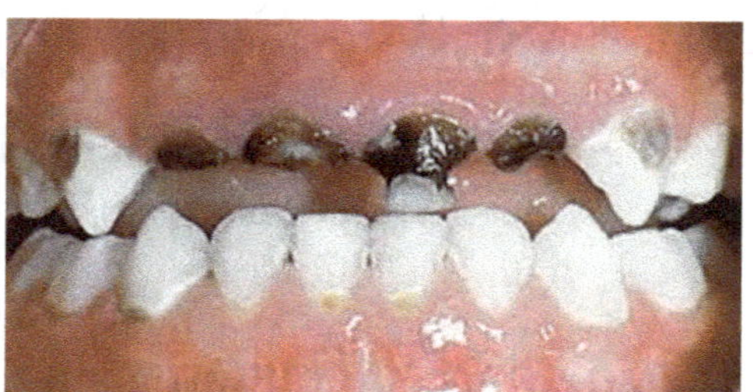

Figura 6: síndrome del biberón Caries dental

Sé que como padres es muy difícil dormir y que harán lo que sea para dormir un poco, pero por favor, eviten hacer esto.

Esto puede tener graves consecuencias. Asegúrate de que tu bebé beba en un vaso cuando pueda hacerlo, no le des la leche materna antes de ir a la cama, una vez que le haya salido el primer diente, y cepilla sus dientes después de comer cualquier cosa con azúcar. El tipo de caries que se produce es muy agresivo (como se ve en la figura 6 -tomada de la ADA - Patient Smart- 2), es difícil de tratar y suele ser tratada por un especialista.

Perder los dientes de leche prematuramente puede provocar problemas en el habla, malos hábitos alimenticios, dientes torcidos y dientes adultos dañados. Los dientes de leche son muy importantes porque ocupan el lugar de los dientes adultos y son cruciales en el desarrollo de la mordida del niño.

Erupción de dientes

¿Y cuándo salen los dientes de leche? ¿Es esto normal?

Las figuras 7 y 8 muestran el tiempo que tardan los dientes en salir. Hay que tener en cuenta que estos son intervalos y pueden ser diferentes para cada persona (Tomado de la ADA - Mouthhealthy, 3)

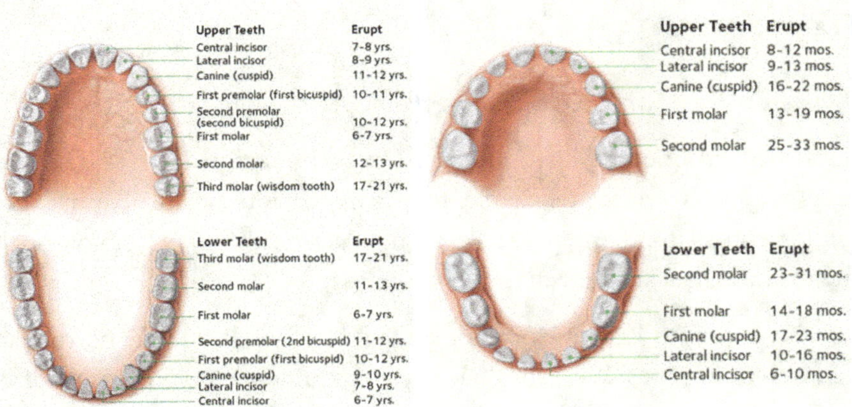

Figure 7: Baby teeth eruption times *Figure 8: Permanent teeth eruption times*

Al igual que otras tendencias de desarrollo, a las niñas les salen los dientes más rápido que a los niños. Generalmente, los dientes inferiores salen antes que los superiores del mismo tipo. En el caso de los niños, hay que estar atentos a que los dientes adultos salgan antes de que se caigan los dientes de leche a los que sustituyen. Esto ocurre sobre todo con los incisivos centrales inferiores de los adultos y suelen aparecer en dirección a la lengua, como se ve en la figura 9 (Tomado de HuffPost, 4).

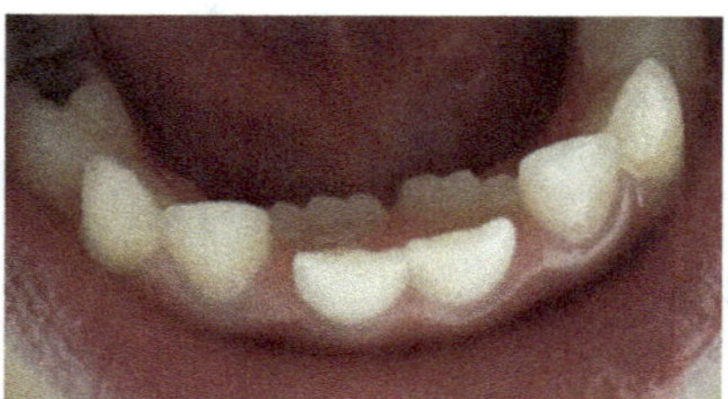

Figura 9: Dientes de leche sobre retenidos

Esto indica que hay que quitar los dientes de leche para que los dientes adultos puedan volver a su posición, de lo contrario se desarrollarán en el lugar equivocado. Puedes esperar una o dos semanas para ver si los dientes se caen de forma natural, de no ser así, deberás visitar a tu dentista para que te los extraiga. Por favor, no intentes extraer los dientes tú mismo, puedes romper el diente o, peor aún, dañar el diente adulto que está saliendo.

Trauma

"Oh no, mi hijo se cayó y se rompió un diente. ¿Qué hago?"

Hablemos un poco de los traumas. Seamos honestos, los niños son un poco torpes. No paran de caerse, tropezar y meterse en problemas. Los dientes rotos, los dientes que se caen y las heridas en el labio son lo que los dentistas suelen tratar con los niños.

Así que, tu hijo o hija se ha caído, se ha cortado el labio y se ha roto un diente: ¿cómo sabes qué debes hacer y cuándo debes hacerlo? En primer lugar, observa la gravedad de la herida en el labio. Los cortes pequeños se curan solos, pero los cortes profundos y los que involucran el borde de los labios pueden requerir puntos de sutura. Asegúrate de que el niño tiene las vacunas antitetánicas puestas al día. A veces los daños en los dientes pueden ser evidentes y otras veces necesitarán la opinión de un dentista para determinar lo que ocurre. Las pequeñas astillas en los bordes de los dientes no requieren atención inmediata. Sin embargo, una vez que esas astillas se vuelven grandes, se extienden por debajo de las encías, exponen un nervio, causan mucho dolor o afectan la mordida, entonces es necesario ver al dentista lo antes posible.

No hay que apresurarse si se cae un diente de leche, ya que nunca se vuelven a colocar los dientes de leche. Sin embargo, si se cae un diente de adulto hay que actuar con rapidez. Tómalo por la corona (procura no tocar la parte de la raíz para no alterar ningún tejido vivo), colócalo en leche o en el hueco del diente y ve directamente al dentista. Recuerda que el tiempo clave es de 60 minutos. Si puedes volver a colocar el diente en el alveolo en menos de 60 minutos, tiene más posibilidades de que el diente se salve y se convierta en algo normal. Más allá de esto, el diente necesitará una endodoncia. Cuanto más tiempo transcurra más allá de los 60 minutos, menos posibilidades de éxito tendremos de volver a colocar el diente en la boca.

Flúor (tomado de ADA, 5)

Quizá recuerdes que de niño te hacían el temido enjuague con flúor al final de tus limpiezas. Era una pesadilla, probablemente fueron los 60 segundos más largos de tu vida. ¿Pero alguna vez te preguntaste por qué tenías que hacerlo? A mí nadie me lo dijo nunca, simplemente hice lo que me dijeron.

Entonces, ¿qué es exactamente el flúor? El flúor es un mineral natural que se encuentra en todas las fuentes de agua. Suele estar más concentrado en los océanos que en los lagos o ríos. Pero, ¿por qué lo utilizamos en odontología? Lo utilizamos porque puede ayudar a prevenir la caries dental. También protege los dientes de diferentes maneras:

- Hace que tus dientes sean más resistentes a los ataques ácidos de las bacterias.

- Evita que las bacterias se adhieran a los dientes.

- Hace que sea más difícil que las bacterias sobrevivan.

- Favorece la formación de los dientes (remineralización).

- Evita la destrucción de los dientes (desmineralización).

El departamento de Salud y Servicios Humanos de EE.UU. recomendó desde 2015 un nivel de 0,7 mg/L (o 0,7 ppm) de flúor que constituye el equilibrio perfecto entre la reducción de la caries y la minimización de la posible fluorosis dental. La fluorosis dental es el cambio en el aspecto físico de los dientes debido a la ingestión regular de flúor, procedente de cualquier fuente, cuando los dientes se están desarrollando bajo las encías (normalmente los primeros 8 años de vida). Lo más habitual es que se vea como pequeñas manchas blancas en los dientes. La fluorosis no afecta a la salud de los dientes, sólo es una cuestión estética.

La mayoría de las comunidades han fluorado su agua durante años, sin embargo hay algunas comunidades que han cambiado sus políticas en los últimos años y se está observando un aumento significativo de la caries dental en esas regiones. Infórmate en tu comunidad local para confirmar si tu agua está fluorada o no.

¿Qué pasa si utilizo un sistema de filtrado de agua? El filtro más común es un filtro Brita. Los filtros Brita o cualquier otro filtro a base de carbón sólo eliminan pequeñas cantidades de flúor, por lo que aún se obtienen beneficios. Otros sistemas, como la filtración situada bajo el fregadero, pueden eliminar más y hay que comprobarlo dependiendo del sistema. Si bebes agua embotellada, es posible que no consumas suficiente flúor. La mayoría del agua embotellada no contiene flúor, pero hay que comprobar las etiquetas para estar seguros.

El flúor de los dentífricos y enjuagues bucales suele ser fluoruro de sodio, monofluorofosfato de sodio o fluoruro de estaño. Fíjate en ellos cuando busques cómo complementar el flúor. El nivel recomendado de flúor en el agua potable es de 0,7 ppm, pero eso es para el flúor ingerido. Los dentífricos que no requieren receta médica suelen tener entre 1.000 y 1.500 ppm, los enjuagues bucales que contienen un 0,05% de fluoruro de sodio tienen 230 ppm (recomendados como enjuague diario para personas con alto riesgo de caries mayores de 6 años) y los barnices y geles profesionales pueden tener más de 22.600 ppm. Todos ellos no se ingieren pero ayudan a recubrir las superficies de los dientes, de forma más extrínseca que intrínseca.

Normalmente, los dentistas recomiendan un enjuague, gel o barniz de flúor en la consulta al menos una vez al año para los niños menores de 18 años y para los adultos propensos a la caries. Para determinadas condiciones de salud, también se pueden recomendar bandejas de flúor personalizadas para uso doméstico.

Higiene Dental

"¿Debo cepillarme o usar el hilo dental primero?"

Esta es una de las preguntas que más me hacen. Un estudio reciente publicado en el Journal of Periodontology (2018, 6) indica que usar el hilo dental primero puede ser más beneficioso. Aunque todavía no hay ningún acuerdo dentro de la comunidad dental, yo recomendaría usar el hilo dental antes del cepillado. Como es lógico, estás eliminando y sacando a la superficie todo lo que está atascado entre los dientes para poder cepillarlo todo.

Retrocedamos un poco y repasemos los aspectos básicos de una buena higiene bucal, en el orden en que deben producirse.

Uso del hilo dentalg

No importa qué tan bien te cepilles, el cepillo de dientes no puede alcanzar los espacios estrechos entre los dientes y debajo de la línea de las encías. Por eso es tan importante el uso del hilo dental.

Hay que tener en cuenta algunos aspectos importantes al utilizar el hilo dental:

- No seas modesto. Necesitas alrededor de 45 centímetros para usar el hilo dental adecuadamente. Debes tener un poco de hilo dental limpio para cada diente. ¿Por qué? Si utilizas un solo trozo de hilo dental una y otra vez, es posible que las bacterias y las partículas de comida de una parte de la boca se propaguen a otras partes donde no hayan estado.

- Sé delicado. El uso agresivo del hilo dental puede dañar tus encías. Usa un movimiento para frotar y guiar el hilo dental suavemente entre tus dientes. Cuando el hilo dental llegue a la línea de las encías, haz una curva con el hilo contra el diente para hacer una forma de "c".

Si no puedes acostumbrarte a usar el hilo dental, puedes utilizar otro tipo de limpiador interdental, como un cepillo proxy, un removedor de placa o un irrigador dental. Consulta con tu dentista o experto en higiene dental para saber qué es lo mejor para ti.

Enjuague bucal

¿Es necesario el enjuague bucal? El enjuague bucal no se considera imprescindible para la mayoría de las personas y, desde luego, no reemplaza el uso del cepillo y el hilo dental. Independientemente de lo que un enjuague bucal diga que puede hacer, sólo el cepillado y el uso del hilo dental pueden eliminar la placa de los dientes. Sin embargo, no hay nada malo en utilizar un enjuague bucal unas cuantas veces a la semana. Para algunas personas (las que son propensas a las caries o a las enfermedades de las encías y las que padecen ciertas enfermedades), el enjuague bucal es una parte necesaria de su rutina diaria. Consulta siempre a tu dentista para ver qué te recomienda.

En lo que respecta al enjuague bucal, hay que recordar algunos puntos clave:

- Elige un enjuague bucal que no contenga alcohol. El alcohol destruye las bacterias malas (y buenas) de la boca y puede resecarla. También puede reducir la producción de saliva.

- Nunca le des un enjuague bucal a los niños menores de 6 años, ya que pueden acabar ingiriendo más de lo que escupen sin darse cuenta.

- Si tienes heridas o lesiones en la boca, no utilices el enjuague bucal. Consulta primero con tu dentista.

- El enjuague bucal sólo oculta el mal aliento, no trata las causas subyacentes del mismo. Si sufres de mal aliento crónico, consulta con tu dentista para encontrar una solución a largo plazo.

Es natural pensar que el enjuague bucal es el último paso de tu rutina, después del cepillado y del hilo dental. Sin embargo, lo mejor es utilizar el enjuague bucal antes del cepillado. Dado que la pasta de dientes tiene una mayor concentración de flúor que el enjuague bucal, lo que se pretende es que permanezca en los dientes el mayor tiempo posible. Enjuagarse con un enjuague bucal después del cepillado puede "lavar" el valioso flúor que queda tras el cepillado.

Cepillado

El cepillado debe ser el último paso en tu rutina de higiene bucal.

A la hora de cepillar tus dientes, hay algunos principios básicos que debes tener en cuenta.

- Cepíllate los dientes dos veces al día, por la mañana y por la noche. No tengas prisa - se necesitan unos 2 minutos para hacer bien esta tarea. Cepilla todas las superficies de los dientes: la exterior, la interior y la de mordida.

- No te cepilles justo después de comer. Debes esperar 30 minutos antes de cepillarte, sobre todo si has tomado algo ácido.

- No te olvides de la lengua. La lengua alberga bacterias que pueden contribuir al mal aliento. Cepíllate la lengua a diario con un cepillo de dientes o un limpiador lingual.

- Utiliza un cepillo de dientes de cerdas suaves o un cepillo eléctrico. Un cepillado demasiado fuerte con cerdas duras puede dañar las encías. Y sí, el tamaño es importante: elige un cepillo de dientes que se adapte cómodamente a tu boca y a tu mano.

- Después del cepillado, enjuaga siempre el cepillo con agua y déjalo secar al aire en posición vertical. Si cubres un cepillo de dientes húmedo, puedes facilitar el crecimiento de bacterias, moho y hongos.

- Cambia tu cepillo de dientes cada 3 meses, o antes si las cerdas se desprenden o están deterioradas. Si te enfermas, cambia el cepillo de dientes cuando estés mejor.

A la hora de cepillarse los dientes, la técnica es importante. La forma de cepillarse los dientes influye mucho. Consulta tu técnica de cepillado con tu dentista o con tu odontólogo para asegurarte de que lo haces correctamente.

Estudios recientes indican que no hay que enjuagarse después de cepillarse los dientes. En cambio, basta con escupir los restos de pasta de dientes. Suena raro, ¿verdad? La razón es que el enjuague después del cepillado eliminará el flúor protector que se ha adherido a los dientes. Lo ideal es no comer, beber ni enjuagarse los dientes durante los 30 minutos después del cepillado.

Limpiezas y Problemas en las Encías

En primer lugar, ¿por qué necesito que me hagan una limpieza? ¿Qué tan seguido debo hacerme la limpieza? ¿Por qué me sangran las encías? ¿Por qué necesito usar el hilo dental? ¿Por qué me pinchan las encías? ¿Qué significan esos números?

Estas son algunas de las preguntas más frecuentes que recibimos en relación con las limpiezas periódicas. Hay quienes adoran las limpiezas, otros las odian y otros no se preocupan. Sin embargo, algo es seguro: todos necesitamos limpiezas periódicas. No podemos limpiar todas las zonas de nuestra boca adecuadamente, ni siquiera con todas las herramientas y medios que disponemos en casa. Nos encontramos en una constante lucha contra las bacterias en lo que respecta a nuestra boca. La placa (la fina capa de bacterias que se encuentra en la parte superior de los dientes) puede eliminarse con el hilo dental y con el cepillado en casa, pero una vez que se endurece y crea el sarro (una sustancia parecida al cemento), es necesario que se elimine de forma profesional en la clínica dental. La placa sólo tarda unas 48 horas en convertirse en sarro. La acumulación de sarro es un riesgo para los dientes y las encías debido a que puede provocar enfermedades dentales. Las limpiezas dentales regulares nos dan la oportunidad de detectar estas cosas a tiempo antes de que se conviertan en algo más serio. Siempre será preferible (menos agresivo y menos costoso) tener una actitud preventiva en lugar de un comportamiento reactivo frente a las enfermedades dentales.

Las frecuencias de las limpiezas pueden variar entre 3 y 12 meses. Tu dentista decidirá en qué categoría te encuentras. Si eres una persona de alto riesgo y tienes un historial médico y dental complicado, necesitarás que te vean con más frecuencia sobre todo si nunca has tenido un empaste y estás sano. Las limpiezas dentales suelen ser realizadas por un higienista. El higienista comenzará revisando tu historial médico y haciendo un examen de tu boca con un pequeño espejo. Luego, eliminará la placa y el sarro alrededor de la línea de las encías con un raspador. Escucharás el raspado, pero es normal. Mientras más sarro tengas acumulado, más tendrán que raspar. El higienista también pasará el hilo dental para determinar si hay zonas complicadas en las que puedan sangrar las encías. Y por último, el higienista utilizará un dentífrico arenoso para eliminar cualquier mancha superficial. También es posible que te den un tratamiento de flúor durante la limpieza. En esta visita también se pueden realizar radiografías, tomar medidas de las encías, tomar fotografías intraorales y hacer una revisión por parte del dentista. Mientras que muchos pacientes tienen un seguro dental, es importante recordar que estamos trabajando contigo, no con tu seguro. Tu seguro puede cubrir sólo una limpieza al año, pero es posible que necesites dos o tres limpiezas al año para poder mantener una buena salud bucal. El seguro es sólo un medio para ayudarte.

Para determinar la frecuencia de las limpiezas, hay que tener en cuenta las medidas de las encías y la enfermedad de las mismas. Si hay enfermedad en las encías, es importante saber si es gingivitis (sólo afecta a las encías) o periodontitis (afecta tanto a las encías como al hueso). La enfermedad puede empezar como gingivitis, pero si no se trata, puede convertirse en periodontitis. El tratamiento de la gingivitis es tan sencillo como realizar limpiezas periódicas y mantener una higiene bucal regular en casa. El tratamiento de la periodontitis puede ser más complicado dependiendo de la gravedad y puede implicar múltiples citas de limpieza con inmovilización, medicación e incluso cirugía. El riesgo de desarrollar periodontitis puede implicar una gran cantidad de factores diferentes como las enfermedades sistémicas, la genética, los medicamentos, las drogas recreativas, el bruxismo y el nivel socioeconómico. Todo el mundo es diferente y se requiere un plan de mantenimiento de la salud bucal personalizado.

Las mediciones de las encías se hacen comúnmente para determinar la salud de las mismas y ver si hay alguna zona que tenga problemas para mantenerlas. Esto se hace colocando una sonda dental al lado de su diente por debajo de la encía para medir la profundidad de la ranura entre las encías y los dientes. Generalmente tomamos estas medidas anualmente, pero puede ser más pronto dependiendo de tu salud bucal y tu tratamiento. En una boca sana, el número de oro está entre 1 y 3 milímetros (mm) porque esto es lo que se puede mantener en casa con el cepillado, el hilo dental y el enjuague adecuados. Las medidas de 4 mm indican que el tejido está inflamado y que puede ser necesario algún tratamiento dental. Las cifras superiores a 5 mm indican que es necesario realizar una cirugía para prevenir alguna enfermedad. Una vez que las cavidades se hacen más profundas (más de 5mm), nosotros somos los únicos que podemos limpiar esas zonas adecuadamente. Aun así, estamos limitados hasta donde podemos llegar. Sólo podemos llegar con éxito a cavidades de 5-6 mm con nuestros instrumentos. Más allá de esto, suele ser necesaria la intervención quirúrgica para acceder a las zonas de bacterias e infección. Utilizamos estas medidas para ayudar a determinar la frecuencia con la que se realiza la limpieza - si tus cavidades son todas de 3mm entonces no tienes que venir tan a menudo como alguien con cavidades de 5mm en todas partes.

Espero que ahora que entiendas lo que ocurre en una limpieza dental y el motivo, espero que así puedas sentirte más cómodo en tu próxima visita - ¡quién sabe, puede que incluso tengas ganas de hacerla! Por último, no tengas miedo de preguntar a tu higienista o dentista cualquier duda que tengas. No existen las preguntas tontas cuando se trata de tu salud bucodental. Este es tu momento.

¿Cuánto Tiempo Durará Esto?

"Esto será eterno, ¿verdad? ¿Si lo hago una vez, no tendré que volver a hacerlo?"

Todo lo que hacemos en tu boca lo puedes revertir. Lee esa frase de nuevo. Nada dura para siempre. ¿Por qué si lo que reemplazamos (su diente natural) no dura para siempre, el siguiente diente duraría para siempre o más? Si su diente natural no duró toda su vida, ¿por qué espera que un implante sea mejor?

Todo lo que hacemos tiene un límite en cuanto al tiempo que puede durar antes de tener que ser adaptado, reemplazado o hecho de nuevo. ¿Por qué? Por el desgaste. Nuestras bocas pasan por grandes cambios de temperatura, de mordida, por apretar y rechinar los dientes, por comida que se atasca, por traumatismos y mucho más. Imagina que tienes un auto y nunca lo cuidas, nunca le haces cambios de aceite o mantenimiento regular. ¿Cuánto tiempo espera que dure ese auto? Pues no mucho. Lo mismo ocurre con tu trabajo dental.

- Los empastes sirven para tratar las caries. Pueden durar entre 3 y 10 años, dependiendo de muchos factores. He visto que algunos duran 1 año y otros 12 años.

- Las coronas cubren un diente roto, agrietado o muy deteriorado. Las carillas cubren sólo la superficie frontal de los dientes y se utilizan para cambiar su aspecto. Ambas pueden durar entre 10 y 15 años, pero he visto algunas que duran tan sólo 3 años y otras que superan los 20 años. Si fallan, a menudo es debido a la formación de una caries en el área donde la corona/carilla y el diente natural.

- Los puentes sirven para sustituir los dientes que faltan. Consisten en una o varias coronas fusionadas sobre una base de porcelana o metal. El puente se apoya a ambos lados en los dientes naturales. Suelen durar entre 7 y 10 años. Sin embargo, he visto algunos de tan sólo 3 años y otros de más de 20 años. Un puente necesita que se limen los dientes adyacentes al diente o dientes perdidos, lo que aumenta el riesgo de caries y/o daños en los dientes que soportan la corona.

- Los protectores dentales pueden durar entre 3 y 5 años, dependiendo de la costumbre que tengas de rechinar o apretar los dientes.

- Las prótesis dentales pueden sustituir una arcada completa de dientes (superior o inferior) o varios dientes perdidos. Pueden durar entre 5 y 10 años. El factor principal es la atrofia del hueso y las encías, así como el desgaste del acrílico. A veces, un "rebase" de la dentadura puede hacer que vuelva a encajar correctamente. Otras veces, será necesario hacer una dentadura completamente nueva.

- Los implantes también reemplazan los dientes perdidos. El implante en sí es un soporte que se implanta en el hueso y sirve como "raíz" del diente. Al soporte se le une un pilar que sirve de apoyo a una corona dental. Es más complicado fijar un intervalo de tiempo para los implantes. Normalmente, 10 años es la norma sobre la que se evalúan los implantes. He visto algunos que duran menos que esto y otros que siguen en la boca durante 25 años.

Sea cual sea el tipo de trabajo dental, la duración depende de muchos factores, como el hueso, las encías, la higiene bucal, el historial médico, la mordida y los hábitos de apretar y rechinar. Las limpiezas y revisiones dentales regulares son esenciales para ayudar a prolongar la vida de cualquier trabajo dental.

Caries

"¿Qué tan seguido te cepillas y usas el hilo dental? ¿Cuándo fue la última vez que usaste el hilo dental?"

Estas son dos de las preguntas más comunes que te van a hacer cuando vayas al dentista. En algunos consultorios podrás incluso escucharla en cada visita. Pero, ¿por qué seguimos haciendo esta pregunta? Siendo sinceros, es una pregunta retórica. Ya sabemos la respuesta basándonos en lo que vemos (caries, placa, enfermedad de las encías, etc.).

Los pacientes de cualquier edad entienden muy bien las caries. Ya sea a los 6 o a los 76 años, las caries no necesitan demasiadas explicaciones. Pero esto puede ser tanto bueno como malo. Es bueno que forme parte del conocimiento general y sea aceptado por todos. También puede ser malo si la gente no entiende bien lo que son las caries. Lamentablemente, hay una cierta tendencia (tanto por parte de los pacientes como de los profesionales de la odontología) a centrarse en el tratamiento más que en el problema real. Si no entendemos y tratamos el origen del problema, las cosas volverán a repetirse. Esto suele provocar frustración tanto en el paciente como en el dentista. Si me tomo un Advil o cualquier otro analgésico porque no me siento bien, lo que hace ese analgésico no es curar el problema, simplemente oculta los síntomas. Es una solución provisional. No hace frente al motivo por el que nos sentimos mal. Lo mismo ocurre con la odontología. Por eso es importante entender las causas de la caries para aprender a cuidar adecuadamente de tus dientes y de tu salud.

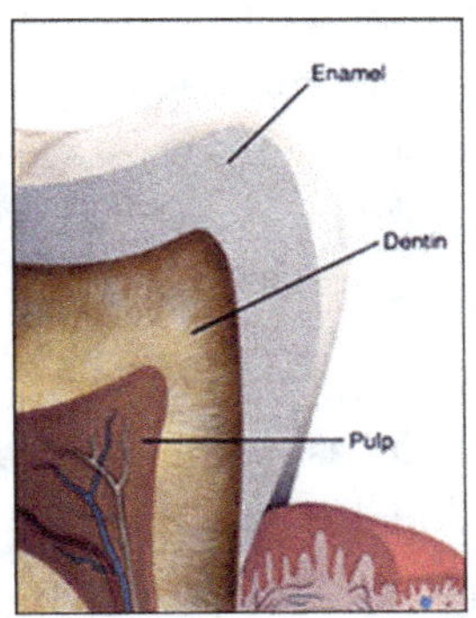

Figura 10: Capas de un diente

¿Y qué es exactamente una caries? En pocas palabras, una caries es la descomposición del diente por el ataque ácido causado por las bacterias. Para entender bien lo que es una caries, tenemos que entender las diferentes capas del diente porque las caries pueden extenderse. Como se ve en la figura 10 (tomada de Dental Care, 7), un diente está compuesto por 3 capas principales: el esmalte exterior, la dentina interior y el nervio o tejido pulpar. El esmalte exterior es más duro que el hueso y las caries pequeñas que sólo están en el esmalte pueden a veces revertirse por sí mismas, si tomamos los cuidados adecuados. En este momento, puede que no sea necesario un empaste para revertir el daño. La siguiente capa es la dentina, que es más blanda y suele provocar sensibilidad si se expone o si la caries se extiende hasta aquí. Cuando la caries llega a la dentina, se necesita un empaste porque la caries ya no puede detenerse por sí sola. Y por último, tenemos el nervio y los vasos sanguíneos. Si la caries se extiende hasta este nivel, se necesitaría una endodoncia. Una endodoncia elimina todo el nervio y los vasos sanguíneos que están infectados o que se están muriendo y sella la zona donde antes estaba el nervio para que puedas conservar tu diente.

Ya que sabemos qué es una caries, ¿qué la provoca y cómo se propaga o aumenta de tamaño? Las caries están causadas por varios factores: las bacterias en la boca, el consumo frecuente de golosinas, el consumo de bebidas azucaradas y la falta de limpieza de los dientes. Las bacterias viven de forma natural tanto en la boca como en los dientes. Si estas bacterias no se eliminan periódicamente, se forma una placa que se adhiere a los dientes. Cuando el azúcar se combina con la placa, produce un ácido que ataca el esmalte de los dientes. Cuanto más azúcar consumas, más ácido se produce. Con el tiempo, se forman agujeros en los dientes, lo que se conoce como caries. Si no se tratan, estos agujeros pueden aumentar de tamaño con el tiempo e incluso pueden destruir todo el diente.

Las caries pueden formarse entre los dientes, sobre las superficies de masticación (surcos profundos), sobre las superficies lisas de los dientes y también sobre la superficie de las raíces de un diente. Las caries entre los dientes se producen cuando las bacterias de los alimentos no se eliminan con el hilo dental. También pueden producirse caries en las cavidades y surcos profundos de las superficies de masticación de los dientes. Hay personas que tienen surcos más profundos y pronunciados en los que las cerdas del cepillo de dientes no pueden penetrar del todo, por lo que las bacterias y los alimentos se quedan atascados en estas zonas por lo que se producen caries. Esto ocurre normalmente en los molares de los adultos. Los selladores son una buena idea, sobre todo a una edad temprana, para ayudar a sellar estos surcos profundos que nos facilitan el mantenimiento mediante el cepillado regular. Las caries de superficie lisa afectan a la superficie exterior plana de los dientes. Estas son las caries que se desarrollan más lentamente y también las que son menos comunes porque nuestra lengua y el cepillo de dientes tienen fácil acceso para limpiar cualquier alimento o bacteria de estas áreas. Las caries radiculares se producen cuando las encías se retraen y la superficie de la raíz del diente queda expuesta, dejándola vulnerable al ataque de los ácidos. Es muy importante tratar las caries radiculares lo antes posible, ya que la caries en esta zona puede extenderse rápidamente, pues esta parte del diente no tiene tanto esmalte protector.

Otra pregunta que me hacen a menudo es por qué algunas personas tienen caries y otras no. Hay muchos factores que influyen. Ciertos medicamentos y afecciones médicas pueden potenciar la caries al cambiar la composición y la producción de saliva. La saliva es protectora porque ayuda a eliminar la placa de los dientes y a amortiguar el ácido. También aporta minerales que ayudan a reparar los dientes. La disminución de la producción de saliva se conoce como "boca seca". Esta condición permite que la placa y las bacterias se acumulen más rápidamente, haciéndote más propenso a tener caries. Otro factor es el flúor. El flúor ayuda a proteger los dientes y los hace más resistentes frente al ataque de los ácidos. Está demostrado que el uso del flúor en la infancia tiene beneficios a largo plazo. La genética también influye. Hay gente que simplemente tiene dientes más fuertes o más capaces de soportar el estrés sin llegar a la caries, mientras que otros no. Y por último, la higiene y limpieza bucal, así como los hábitos de los padres respecto al cuidado dental, suelen transmitirse de generación en generación. Podríamos escribir un libro entero sobre los diferentes factores implicados. Sin embargo, el punto principal es la educación y las visitas frecuentes al dentista desde una edad temprana para poder determinar en qué punto te encuentras con respecto a todos los factores mencionados anteriormente.

Para que tengas una idea de cómo se propaga la caries en un diente, he adjuntado algunas radiografías de cómo se extiende una caries típica en un diente si no se trata (Tomado de Science Direct, 8).

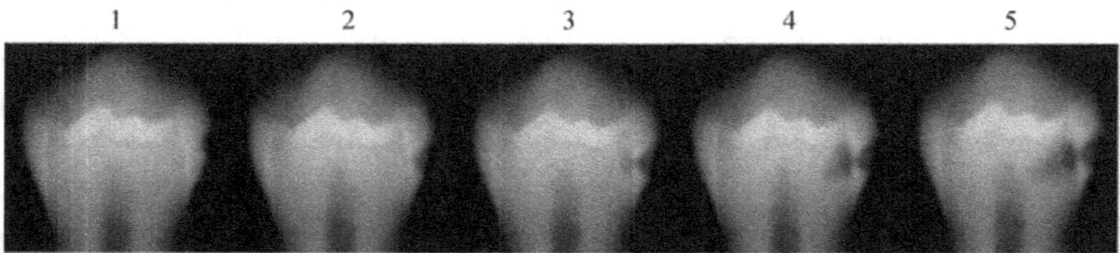

Figura 11: Evolución de la Caries Dental

La figura 11 se ha tomado de un artículo que analiza cuándo los dentistas deciden tratar las caries. Esto no pretende ser un ejercicio para que puedas entender las radiografías. Es simplemente una representación para mostrarte cómo se propagan las caries. Como puede ver, la caries se extiende desde las capas externas del esmalte en 1 y 2 hacia la dentina en 3 y 4 y finalmente hacia el nervio en 5. Ahora, una radiografía sólo nos da una parte de la imagen. La caries suele ser más profunda de lo que podemos ver en la radiografía y lo más probable es que se esté extendiendo a la dentina en la imagen 2.

En la imagen 1, normalmente supervisaríamos esta afección mientras se mantenga estable en el examen clínico. Las caries que se producen en una fase temprana también pueden denominarse caries incipientes. Si se realiza una higiene bucal adecuada (uso de hilo dental, cepillado y enjuagues con flúor), estas caries incipientes pueden revertirse y no será necesario perforar y empastar. En todo momento es preferible dejar que el cuerpo sane por sí mismo antes de taladrar un diente en caso de que tengamos esa opción. En las citas de seguimiento, comparamos si hay algún cambio. Si se ve igual o mejor entonces es generalmente una buena señal. Si se ve peor (más como la imagen 2) o está causando dolor y sensibilidad, es probable que necesite un empaste para revertir el daño. Me gustaría que te hicieras un empaste en la imagen 2 o antes de la imagen 3. Una vez que la caries se extiende a la dentina, ésta puede extenderse con mucha rapidez.

En la imagen 5, la caries es muy profunda y muy probablemente está en el nervio, por lo que probablemente necesitará un tratamiento de conducto, un empaste grande e incluso una corona si el daño es lo suficientemente significativo. Esta es otra razón por la que es muy importante detectar la caries a tiempo. A veces una caries puede tardar años en extenderse por el esmalte y otras veces tarda menos de un año, dependiendo de muchos de los factores que hemos comentado antes.

A pesar de que es mejor evitarlas en su totalidad, las caries son bastante sencillas de tratar. El tratamiento más común para una caries es un empaste, que consiste en taladrar la parte deteriorada del diente y sustituirla por un empaste resistente hecho de amalgama, composite, cerámica de vidrio, biocerámica o una combinación. La elección del material dependerá de la situación clínica y de sus preferencias. El tratamiento de las caries más extensas puede incluir coronas y endodoncias.

Ahora que has solucionado el problema de la caries, ya estás bien, ¿verdad? Por desgracia, no. Esto se debe a que una vez que tienes un empaste o una corona, todavía puedes tener nuevas caries que se forman alrededor de cualquier material de reemplazo del diente. Consideremos un empaste o una corona como un jarrón al que se le ha pegado una pieza rota. Aunque el jarrón vuelva a estar entero, seguirá habiendo una capa de pegamento entre la pieza rota y el jarrón original. El mismo principio se aplica a los dientes. Siempre habrá un punto de contacto entre el diente y el material de empaste o la corona que es susceptible de romperse. Nos esforzamos al máximo con la tecnología para que sea lo más pequeña posible, pero sigue existiendo. Puede romperse y las bacterias pueden infiltrarse y causar de nuevo la destrucción del diente desde el interior. Es entonces cuando tenemos que reemplazar el empaste/corona y crear una nueva superficie. Esta es la constante batalla a la que nos enfrentamos.

¿Qué se puede aprender de todo esto? En primer lugar, hay que evitar que se produzca una caries. Al ser preventivo y cuidar de tus dientes, es más probable que duren mucho más tiempo.

Coronas y Carillas

"¡Quiero hacerme carillas y verme como Julia Roberts!"

Las coronas y las carillas normalmente son confundidas una con otra. Con frecuencia se habla de odontología cosmética y estética. Pero, ¿será que lo son? Bueno, sí y no - la respuesta favorita de todos.

Las coronas son restauraciones que cubren todo el diente. Están recomendadas por muchas razones, como por ejemplo, dientes fracturados que ya no se pueden arreglar con un empaste, dientes con endodoncia que necesitan una protección más fuerte, corrección cosmética, dientes desgastados en la dentina, arreglar la mordida y mucho más. Estas pueden hacerse el mismo día en la consulta, pero lo más habitual es que se envíen a un laboratorio dental para que se fabriquen. Por lo general, son de metal (acero inoxidable u oro), cerámica de porcelana (Zirconia, Emax) o una combinación de ambos. Las coronas se fijan con cemento o se adhieren al diente.

Las carillas sólo cubren la superficie frontal del diente (es decir, son medias coronas). Están hechas de porcelana y son utilizadas principalmente para la estética o para el tratamiento completo de la boca cuando estamos cambiando o corrigiendo la mordida. Normalmente son las que reciben las celebridades que quieren tener esa sonrisa de Hollywood.

En promedio, las coronas y carillas pueden durar entre 10 y 15 años, pero he visto algunas que duran tan sólo 3 años y otras más de 30 años. La duración de una corona/carilla puede variar en función del desgaste al que esté sometida, la higiene bucal y los hábitos relacionados con la boca, como apretar o rechinar los dientes, morderse las uñas, masticar hielo, etc.

No es posible distinguir entre una corona y una carilla con sólo mirar la sonrisa de alguien. Sin embargo, tanto la preparación como la restauración son diferentes. También aportan un soporte estructural diferente y la elección entre ambas dependerá de la situación clínica.

La figura 12 muestra un caso con 8 carillas de porcelana anteriores.

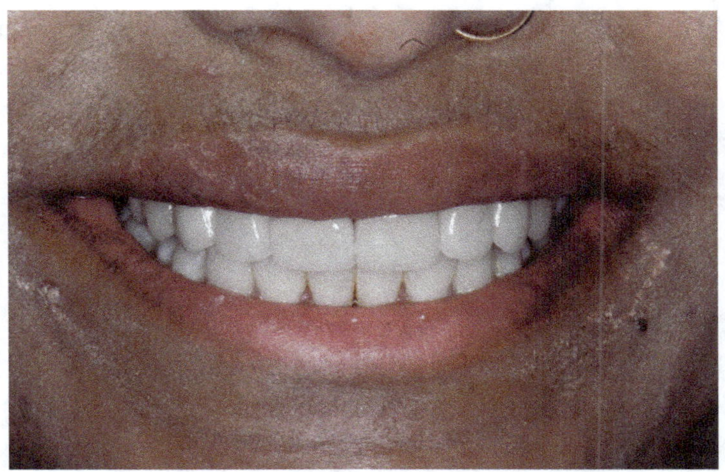

Figura 12: 8 carillas de porcelana anteriores

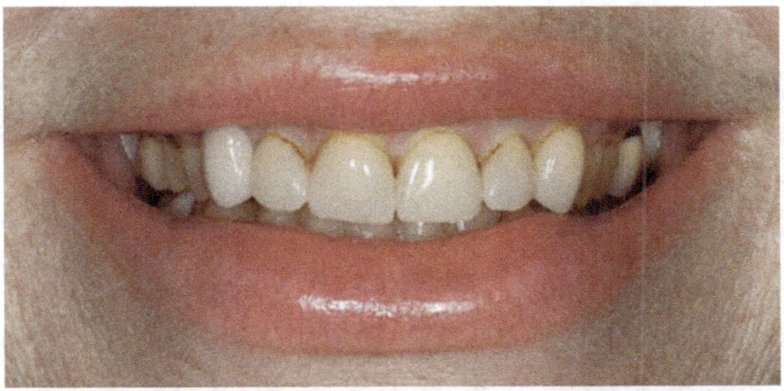

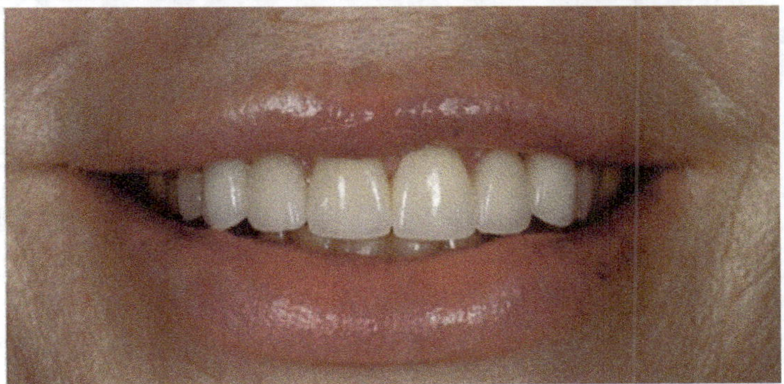

Figura 13: El antes y el después de 8 coronas de porcelana

La figura 13 es un caso mío del antes y el después en el que reemplazamos unas carillas viejas por 8 coronas de porcelana. Tanto las coronas como las carillas no se manchan y no pueden ser blanqueadas, sin embargo la superficie de contacto entre la porcelana y el diente puede mancharse y es aquí donde podemos fracasar.

Normalmente se realizan dos visitas al dentista para realizar una corona/carilla fabricada en el laboratorio. En la primera cita, el diente es "preparado". Esto significa que se lima el diente (en la parte superior y en los lados en el caso de una corona y en la superficie frontal en el caso de una carilla) para dejar espacio para que la corona o la carilla se ajusten perfectamente. Lo que se lima dependerá de muchas variables, como el material final, si se cambia el color o la posición, etc. Luego se utiliza una pasta para tomar una impresión (hacer una copia) del diente. También se hace una impresión de los dientes opuestos para asegurar que su nueva corona/vena no afectará a su mordida. La impresión se envía al laboratorio odontológico para que se fabrique la corona/carilla completa, lo que suele tardar una semana. Se fabrica una corona/carilla provisional para cubrir y proteger el diente "preparado" mientras esperas la restauración final. Una corona provisional también te permitirá imaginarte cómo será el resultado final en cuanto a color, forma, contorno y mordida. Este es el mejor momento para elegir cualquier cambio o ajuste que quieras hacer en el resultado final. Recuerda que el material que utilizamos para elaborar las coronas provisionales tiene limitaciones y que no se verán ni se sentirán tan bien como las coronas acabadas. Ten mucho cuidado con los provisionales porque se sostienen principalmente por fricción y pueden romperse muy fácilmente. No queremos cementar permanentemente las coronas provisionales porque pueden ser muy difíciles de remover y esto puede afectar a la adaptación de las restauraciones finales. En la segunda cita, se retira el provisional y se comprueba el ajuste y el color de la corona/carilla permanente. Si todo está bien, la nueva corona o carilla se pega permanentemente en su lugar utilizando un cemento dental.

Las coronas dentales se pueden hacer también con la tecnología de diseño asistido y fabricación asistida mediante una computadora (CAD/CAM) en una sola visita, siempre y cuando el dentista cuente con el equipo necesario. El proceso inicial es el mismo: "preparar" el diente. Luego se utiliza un escáner para tomar fotos digitales del diente preparado. El software del ordenador creará entonces un modelo 3D del diente a partir de estas imágenes. La corona se diseña digitalmente y se talla en un bloque de cerámica. El proceso de tallado dura unos 15 minutos y la corona está lista para ser cementada.

¿Y cuándo se necesita una corona? Las coronas suelen estar recomendadas cuando los dientes tienen endodoncias, empastes grandes que cubren gran parte del diente, fracturas y diferencias anatómicas. Las endodoncias se tratarán un poco más adelante, pero en sus términos más simples, una endodoncia consiste básicamente en ahuecar el diente para eliminar el nervio infectado y la infección. Una vez que un diente ha sido sometido a una endodoncia, puede volverse más frágil y propenso a fracturarse porque ya no está vivo (ya no recibe un suministro de sangre). Por eso es conveniente protegerlo con una corona. Lo que se busca es un buen sellado del diente para que las bacterias no puedan volver y causar nuevas infecciones. Incluso la mejor endodoncia con un mal empaste fracasará probablemente, mientras que una endodoncia no ideal con una corona perfecta seguramente tendrá éxito.

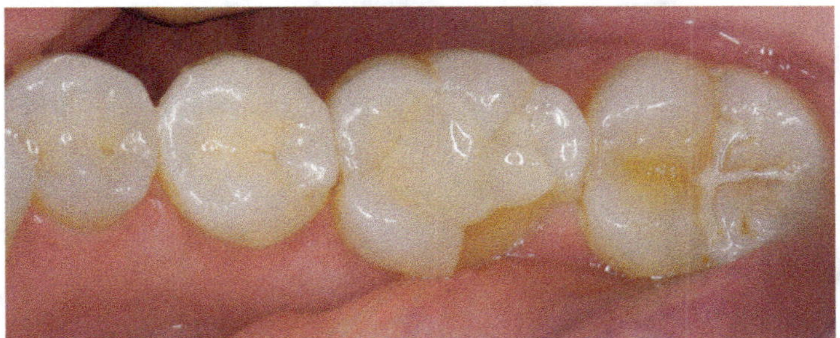

Figure 14: Fractured Molar

Como la mayoría de las cosas, los empastes están limitados en cuanto a su tamaño. No se puede sustituir un diente entero con un empaste porque la unión no será muy fuerte. Un empaste depende de la estructura dental restante para que se mantenga con éxito en su lugar. Una vez que un empaste alcanza este límite, puede actuar como una cuña en el diente y puede causar fracturas en las partes restantes del mismo. Una vez alcanzado este límite, es mejor colocar una corona en el diente en lugar de esperar a que se fracture o reemplazarlo por un empaste aún mayor. En la figura 14, se puede ver una muela fracturada en la que el empaste de gran tamaño provocó la rotura de la parte interior del diente. Normalmente hay que tomar el camino de menor resistencia para romper la presión. Estas situaciones pueden evitarse con coronas que desplazan la presión hacia fuera de estos dientes en sentido vertical hacia la raíz.

Una corona/carilla no requiere ningún cuidado especial. Pero el diente subyacente sigue siendo susceptible de sufrir caries y enfermedades de las encías. Es muy importante utilizar el hilo dental a diario, especialmente en la zona de la corona/carilla, donde las encías se unen al diente.

Blanqueamiento

"¿Por qué no puedo blanquearme los dientes?"

Todos quieren una sonrisa más blanca. Incluso los pacientes que vienen con una lista de problemas dentales importantes querrán ver primero cómo blanquear sus dientes. El blanqueamiento se ha convertido en una novedad, ya que todo el mundo trabaja desde casa en diferentes plataformas virtuales. Básicamente, estamos viendo cómo nos vemos por primera vez. Normalmente, nos vemos un poco al espejo a lo largo del día, pero cuando estamos en una videollamada, nos miramos más a nosotros que a la otra persona. Por lo tanto, empezamos a notar cosas que quizás no vimos cuando nos mirábamos al espejo.

El blanqueamiento dental se refiere a cualquier proceso que aclare el color de los dientes. Querer tener unos dientes más blancos se debe en parte a las influencias de los medios electrónicos, impresos y sociales que muestran sonrisas perfectamente blancas. Vemos pastas de dientes de carbón, pastas de dientes blanqueadoras, luces ultravioletas de lujo, láseres y celebridades que juran por todos y cada uno de estos productos. Con todas las opciones que existen, ¿cómo se puede saber qué funcionará y qué no? Básicamente, todos funcionan en cierta medida, sólo depende de tus expectativas y del color con el que empieces.

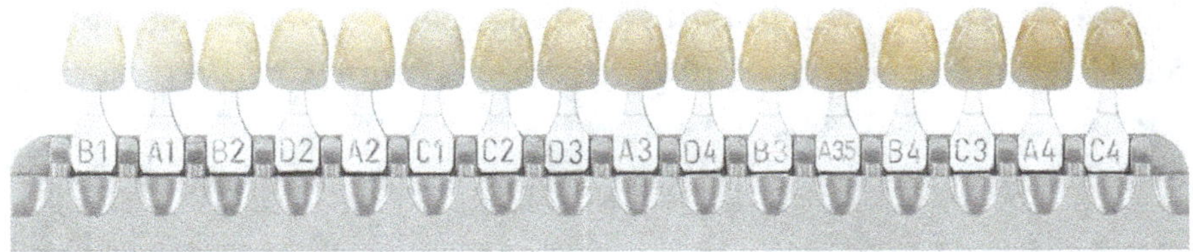

Figura 15: Tabla de colores de la Vita tradicional - Del más claro al más oscuro

La figura 15 indica los colores tradicionales de Vita, desde el más claro (B1) hasta el más oscuro (C4). Esta guía es utilizada por la mayoría de los dentistas y compañías odontológicas para determinar los colores de los dientes, así como los colores de los materiales de restauración, como empastes y coronas. Asimismo, se utiliza para determinar el color del antes y el después de un blanqueamiento dental realizado en un consultorio. Por lo general, cuanto más alto esté en la tabla de colores (más a la izquierda), más difícil será pasar al siguiente color. Hay colores más allá del B1 en los que se empieza a llegar a los tonos de blanqueamiento, pero esos colores no son muy naturales y los dientes no están hechos para parecer tan blancos. El color natural de los dientes es de un gris-amarillo claro.

Antes de probar cualquier tipo de blanqueamiento, debes consultar con tu dentista o profesional de la salud para asegurarte de que es seguro y que te va a funcionar. No todo el mundo obtiene buenos resultados con el blanqueamiento dental. Normalmente, el blanqueamiento funciona mejor en personas con dientes amarillos. Es menos eficaz para las personas con dientes de color marrón y probablemente no funcionará en absoluto si sus dientes tienen un tono gris.

Pero antes de analizar el blanqueamiento, hay que hablar de las manchas. Hay dos tipos de manchas: intrínsecas y extrínsecas. Resulta importante entender la diferencia porque el blanqueamiento sólo puede mejorar las manchas extrínsecas que se dan en las capas superficiales del diente.

Las manchas intrínsecas afectan a la estructura interna y al desarrollo del diente y pueden producirse por muchos factores, como la genética, el uso precoz de antibióticos (tetraciclina) durante el desarrollo del diente y la muerte del nervio del mismo. Lamentablemente, el blanqueamiento no puede revertir los cambios en el desarrollo de un diente. Las manchas intrínsecas requerirán una restauración para ocultar las manchas o, en el caso de un diente endodonciado, requerirán un blanqueamiento interno.

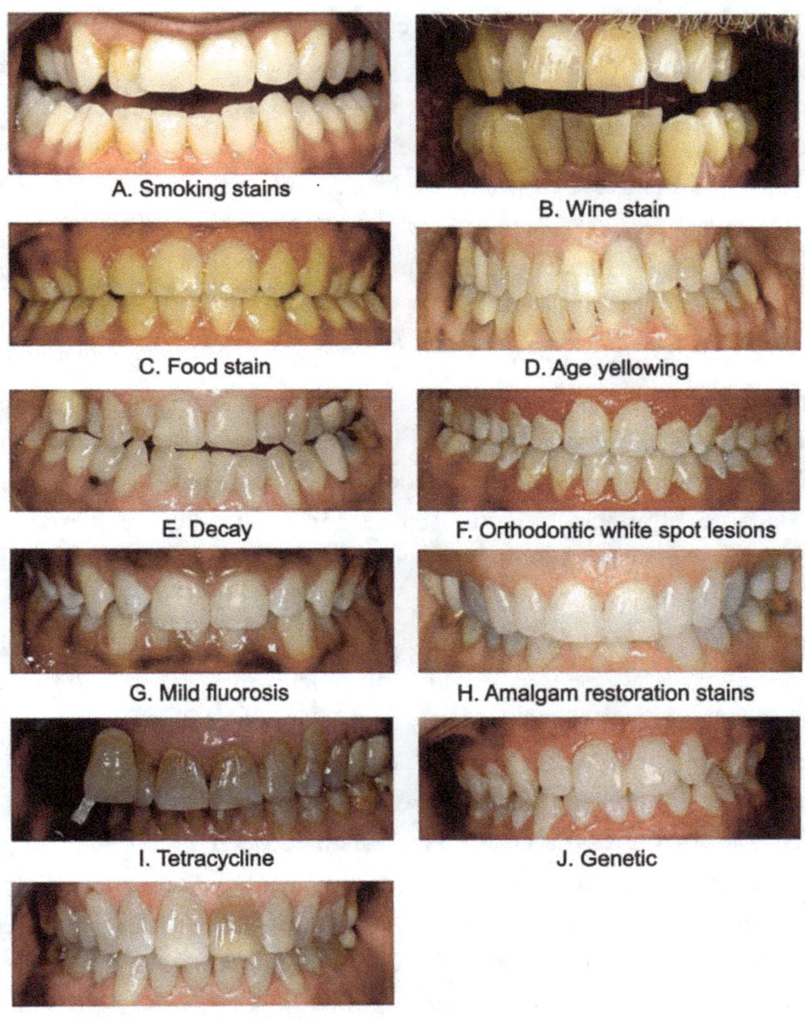

Figura 16: Diferentes tipos de manchas dentales

Las manchas extrínsecas (o manchas superficiales) son decoloraciones superficiales que se producen en la capa más externa del diente, el esmalte. Las superficies externas de los dientes tienen poros y estos poros son propensos a mancharse con los pigmentos de los alimentos con coloración oscura como el vino, el té, el café, el tabaco, etc. (en la figura 16, tomada de Tooth Whitening, 9). Lo que hace el blanqueamiento es abrir y limpiar estos poros para que estas manchas desaparezcan del color general del diente. Sin embargo, una vez que esos poros se abren, pueden causar sensibilidad, ya que esos poros llegan directamente al diente y cualquier cosa fría, dulce o incluso el aire a temperatura ambiente puede ser molesto mientras esos poros siguen cerrándose. Se pueden cerrar con determinadas pastas dentales para que sea menos probable que las manchas vuelvan a producirse o se produzcan tan rápidamente.

El blanqueamiento dental puede realizarse de forma profesional en un consultorio (blanqueamiento en la consulta) o en casa (bandejas blanqueadoras hechas a medida, bandas o geles blanqueadores, pastas dentífricas). Estas dos opciones utilizan agentes a base de peróxido: peróxido de hidrógeno o peróxido de carbamida. El peróxido de hidrógeno es el principal agente blanqueador, mientras que el peróxido de carbamida se descompone en peróxido de hidrógeno. La concentración será diferente si es de venta libre o si está disponible en el consultorio dental. El tratamiento de blanqueamiento realizado por un profesional de la odontología utiliza una concentración mucho más alta, por lo que hay que vigilarla, ya que puede dañar las encías si no se aplica correctamente. Esta mayor concentración también puede provocar una mayor sensibilidad en comparación con el blanqueamiento en casa. Por lo general, lo mejor es hacer un blanqueamiento en el consultorio con retoques en casa cada pocos meses para mantener el color. Cuando se utiliza el blanqueamiento en el consultorio, los dientes aparecerán inicialmente muy blancos porque los dientes están deshidratados. El color se irá desvaneciendo a lo largo de los próximos días a medida que los dientes se rehidraten. En general, el blanqueamiento dental en el consultorio es seguro siempre que no se realice con demasiada frecuencia, pero asegúrate de consultar a tu dentista para determinar cuál es el mejor tratamiento para ti.

¿Y qué pasa con las luces UV y los láseres? ¿Hacen que el blanqueamiento dental sea más rápido y mejor? Por desgracia, no hay ninguna investigación que respalde los beneficios del uso de luces UV o láseres en combinación con el blanqueamiento dental. Son más bien un truco de marketing y eso incluye las luces UV utilizadas para cualquier blanqueamiento en el consultorio también. El ingrediente activo del gel blanqueador es lo que hace que sus dientes sean más blancos. Pero la luz definitivamente hace un mejor post en las redes sociales.

Las pastas dentales blanqueadoras son muy populares hoy en día. Normalmente los compramos sin preocuparnos por ello. Pero, ¿son realmente buenas para los dientes? Existen dos tipos de pastas dentales blanqueadoras: las que utilizan abrasivos (sílice, bicarbonato de sodio, carbón activado, etc.) para ayudar a eliminar las manchas superficiales y las que contienen un agente blanqueador. La mayoría de estas pastas dentales blanqueadoras sólo pueden aclarar los dientes un tono aproximadamente. No debes utilizar pastas dentales blanqueadoras con más frecuencia de la que indica la etiqueta, ya que puede provocar sensibilidad en los dientes y las encías. Por otro lado, su uso persistente puede dañar el esmalte de los dientes y las restauraciones dentales (coronas, carillas, empastes) con el tiempo.

Las pastas de dientes con carbón vegetal se promocionaron mucho en las redes sociales hace unos años. Yo tendría mucho cuidado al usarlas porque son demasiado abrasivas para el uso diario y pueden desgastar tu esmalte exterior. Y una vez que se elimina el esmalte, este no vuelve a aparecer. Entonces, ¿por qué son populares los dentífricos de carbón? La razón es que en el proceso de desgaste de tus capas de esmalte, también eliminarán cualquier mancha superficial en esas capas externas, lo que significa que tus dientes parecerán más blancos al principio. Pero el uso prolongado puede tener el efecto contrario. Los dientes pueden terminar siendo más amarillentos porque al empezar a adelgazar el esmalte, se expondrá la dentina, que es naturalmente amarilla. La pérdida de esmalte también puede provocar una mayor sensibilidad y susceptibilidad a las caries.

Las pastas de dientes de carbón (y básicamente cualquier pasta de dientes) tienen un índice de abrasividad que indica su dureza. Esta abrasividad se mide por la capacidad que tiene esta pasta de cortar la dentina (la capa de los dientes que se encuentra debajo del esmalte) y se califica como valor de Abrasividad Relativa de la Dentina (RDA). Esta escala asigna a las pastas dentales un valor de 0 a 250. Según las normas de la ADA, todo lo que esté por debajo de 250 se considera seguro para el uso diario y todo lo que esté por encima de 250 se considera un peligro potencial para el esmalte, sin grados de seguridad entre 0 y 250 en la escala RDA. Esto significa básicamente que una pasta de dientes clasificada como 249 es igual de segura que una pasta de dientes con una clasificación de 1. Aunque esta es la premisa subyacente, yo aún advertiría del uso a largo plazo de cualquier pasta de dientes blanqueadora, ya que generalmente son más abrasivas. Si piensas utilizar cualquier pasta de dientes blanqueadora o de carbón, asegúrate de buscar una que tenga el valor más bajo posible de RDA.

Además, si estás pensando en utilizar algún producto blanqueador, debes consultar primero con tu dentista para establecer un plan que se adapte a ti. Tu dentista también te dirá si tienes alguna enfermedad que no responda bien al blanqueamiento o que pueda agravarse con él.

Recesión de las Encías

La recesión de las encías consiste en el desplazamiento físico del nivel de las encías hacia fuera de un diente. La encía se desplaza hacia arriba en los dientes superiores y hacia abajo en los inferiores. Puede ser causada por rechinar los dientes, apretarlos, el desgaste por ácidos, una mordida inestable, un cepillado agresivo e incluso la edad, entre otros.

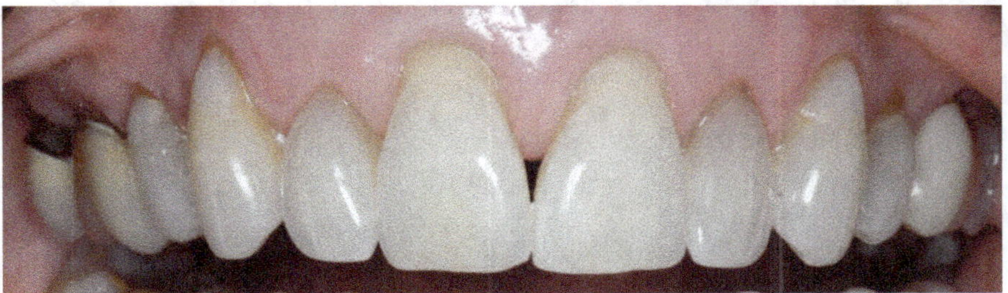

Figura 17: Recesión de las encías en los dientes superiores

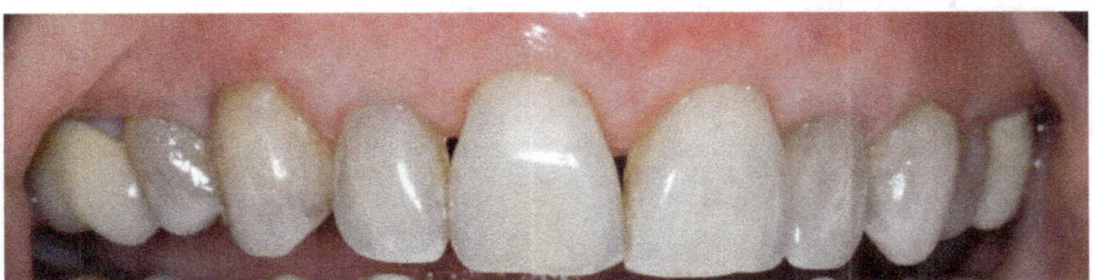

Figura 18: Tratamiento posterior a la recesión de las encías

En la figura 17, se observa una recesión de encías generalizada en los dientes superiores causada por un problema en la mordida que provocó que se apretara durante la noche a lo largo de muchos años. La figura 18 es el mismo paciente después del tratamiento quirúrgico. Como se puede observar, hemos corregido la mayor parte de la recesión en las encías de todos los dientes superiores. A pesar de que la cirugía puede corregir el problema, es importante que entendamos la razón que hay detrás de la recesión de las encías antes de tratarla, ya que de lo contrario volverá a ocurrir.

Así que, ¿dónde empieza el problema y cómo se produce la recesión de las encías? Si observas tus dientes, lo que ves es sólo la mitad de lo que parece el diente entero. En realidad, una gran parte de los dientes se encuentran dentro del tejido de las encías y el hueso de la mandíbula que los mantiene en su sitio. Con el tiempo, el tejido de la encía que rodea los dientes puede empezar a desprenderse y exponer más superficie de los dientes. Esto se denomina "recesión de las encías". El motivo principal de la recesión de las encías es la enfermedad periodontal o enfermedad de las encías. Esto se produce cuando la placa se acumula y las bacterias atacan el tejido de soporte de las encías haciendo que se rompa y se aleje de los dientes. Esta acumulación de placa es el resultado de un cepillado y una limpieza con hilo dental poco frecuentes o ineficaces. Los hábitos que se adoptan, como el tabaquismo y el uso de productos del tabaco, también pueden aumentar la acumulación de placa, lo que dificulta la limpieza y la eliminación de las bacterias de la boca. La recesión de las encías también puede ser el resultado de cambios hormonales en el cuerpo debido al envejecimiento natural o a ciertos medicamentos. Además, rechinar o apretar los dientes con frecuencia (sobre todo mientras dormimos) puede provocar una tensión indebida en las encías y la mandíbula, lo que también puede provocar la retracción de estas.

En el momento en que las encías comienzan a retraerse, se observan a menudo diferentes patrones de desgaste en los dientes, como abrasiones, abfracciones y erosiones. Todos tienen diferentes causas y todos implican algún daño en el diente pero en diferentes zonas del mismo. Estas pueden interactuar y es posible tener las tres al mismo tiempo.

Entonces, ¿cuál es la diferencia entre abrasiones, abfracciones y erosión?

Abrasiones

La abrasión se refiere al desgaste de los dientes como resultado de la fricción de objetos desconocidos (bolígrafos, uñas, perforaciones bucales) o de una irritación mecánica (cepillado demasiado agresivo, uso de un cepillo de dientes de cerdas duras o de productos dentales abrasivos). La abrasión dental tarda mucho en producirse, por lo que es posible que al principio no te des cuenta del problema. Por lo tanto, ¿por qué la abrasión es un problema? Con el tiempo, pueden aparecer muescas cerca de las encías porque el esmalte se desgastó e hizo más visibles las capas internas del diente. Si esto ocurre, el esmalte comienza a desgastarse y el daño suele ser constante y continuo. Sin el esmalte, tus dientes son más vulnerables a las bacterias y a la placa. También puedes desarrollar sensibilidad a los alimentos calientes, fríos, dulces o ácidos. Una vez dañado, el esmalte no se puede reparar por sí mismo, así que cepíllate con cuidado, utiliza una pasta de dientes no abrasiva y un cepillo de cerdas suaves. Además, intenta dejar cualquier mal hábito, como morderse las uñas.

Abfracciónes

Una abfracción consiste en una zona con muescas en la raíz de un diente en la línea de las encías. Se produce por el estrés y la presión sobre el diente y las encías, lo que provoca una rotura en el cuello del diente. El esmalte duro del diente no se ve afectado mientras que la raíz más blanda se desgasta, lo que crea una muesca en la línea de las encías del diente. A medida que pasa el tiempo, las zonas con muescas pueden profundizarse debido a la flexión, que se produce cuando los dientes se flexionan ligeramente en las encías, lo que hace que se desprendan poco a poco; esto ocurre al masticar, apretar y rechinar. Sin tratamiento, las zonas con muescas pueden profundizarse lentamente e incluso afectar al nervio del diente. Cuando un diente tiene una abfracción, es probable que también tenga abrasión porque una vez que la dentina está expuesta se desgasta mucho más fácilmente, de modo que a veces pueden ser una combinación. La figura 19 es un buen ejemplo que muestra la abrasión del diente con abfracciones. Como ya se ha dicho se puede ver que el desgaste es continuo, de la misma gravedad y en todos los dientes. Se puede visualizar el movimiento de cepillado horizontal que llevó a esta cantidad de daño. El tratamiento de las abfracciones suele consistir en rellenar las muescas con un material compuesto (básicamente haciendo un empaste). También puede recomendarse un protector nocturno. Si la causa subyacente es la mordida, es posible que quieras considerar la ortodoncia.

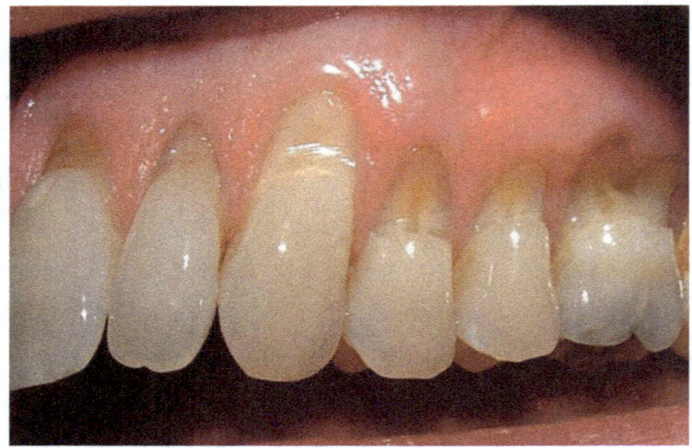

Figura 19 : Abrasión dental y abfracciones

Erosión

La erosión se refiere a la pérdida general del esmalte dental debido al ataque de los ácidos. Al exponer los dientes al ácido se puede lixiviar el calcio del esmalte, lo que provoca su descomposición. El ácido se puede producir en los alimentos y bebidas que consumes (por ejemplo, vino, jugos de frutas, cítricos, caramelos, refrescos, etc.). Después de consumir cualquier cosa ácida, espera al menos 30 minutos antes de cepillarte los dientes. El ácido suaviza el esmalte, por lo que cepillarse inmediatamente después puede causar daños. Además, la saliva ayuda a eliminar el ácido de la boca, por lo que una reducción del flujo de saliva (boca seca) puede aumentar el riesgo de erosión dental. También los vómitos y el reflujo pueden hacer que los ácidos del estómago entren en la boca y entren en contacto con los dientes. A diferencia de las abfracciones y la abrasión, la erosión se produce en la superficie y subsuperficie de los dientes. Sin tratamiento, la erosión puede provocar la pérdida progresiva de la superficie del diente, causando así sensibilidad, decoloración e incluso pequeñas grietas y abolladuras. Es muy importante, una vez detectada, determinar la causa para evitar daños mayores.

Habiendo descrito las posibles consecuencias de la recesión de las encías, ¿cómo se puede evitar que se produzca ante todo? La prevención es siempre preferible porque es menos invasiva y menos costosa. La ortodoncia (ya sea con brackets o Invisalign) a una edad temprana puede ayudar a corregir la mordida. Si tienes una mordida estable, es menos probable que se produzca un desgaste. Tras finalizar la ortodoncia, necesitarás retenedores para evitar recaídas, ya que de lo contrario la mordida puede volver a desestabilizarse. Si aprietas o rechinas los dientes, un protector nocturno sería una buena idea para ayudar a prevenir cualquier tipo de daño a los dientes y las encías. Con el tiempo, si tu mordida cambia, pueden ser necesarios ajustes de mordida para ayudar a reestabilizarla. Si pierdes un diente, tu mordida también puede cambiar, así que intenta siempre reemplazar cualquier diente que pierdas debido a fracturas o infecciones para asegurarte de que tu mordida permanece estable.

¿Pero qué ocurre si ya tienes recesión de las encías? ¿Cómo puedes solucionarlo? La cirugía es la única forma de corregir la recesión. Existen muchos y muy variados métodos que van más allá de nuestra breve discusión aquí. El injerto de encías se realiza tomando tejido de otra parte de la boca (normalmente del paladar) y colocándolo en las zonas deficientes para ayudar a regenerar o cubrir lo que se ha perdido. También se puede utilizar tejido donado y sintético, pero el tejido propio es el que ofrece mejores resultados. La eficacia del injerto de encías dependerá de tu historial médico, así como de los niveles de encía y hueso existentes antes de cualquier cirugía correctiva. Aunque la cirugía corregirá la recesión, también es importante entender la razón por la que se produjo inicialmente para poder tomar las medidas necesarias para evitar que se repita. Antes de realizar el injerto de encías, los empastes utilizados para tratar previamente cualquier abfracción tendrán que ser retirados porque el tejido donado sólo puede adherirse a tu diente, no al material de empaste.

Entonces, ¿para qué solucionarlo? Si no tratas la recesión de las encías, puede empeorar progresivamente y acortar la vida útil de tus dientes. La recesión expone las raíces que son ásperas y que atrapan más alimentos y bacterias. Esto puede provocar una enfermedad periodontal que a su vez conlleva una mayor recesión y destrucción del hueso y, por último, la pérdida de tus dientes. Mi filosofía de tratamiento es que mantengas tus dientes el mayor tiempo posible porque tiene una relación directa con la calidad de vida y además la longevidad. Los elefantes son muy conocidos por esto porque una vez que pierden sus dientes, ya no son capaces de alimentarse adecuadamente y mueren al poco tiempo.

Protectores Dentales Nocturnos

"Pero yo no aprieto ni rechino los dientes, ¿por qué necesito un protector nocturno?"

Los protectores dentales nocturnos se han convertido en algo cada vez más común, pero ¿qué son y los necesitamos realmente? En primer lugar, debemos analizar el problema que se pretende resolver: apretar y rechinar los dientes. Apretar es la acción de morder muy fuerte y rechinar es la acción de morder muy fuerte y frotar los dientes hacia adelante y hacia atrás. Ambos son hábitos muy comunes y generalmente ocurren cuando estás durmiendo, por lo que no tienes control sobre ellos y a veces ni siquiera te das cuenta de que lo estás haciendo. Pero, ¿por qué es un problema? Es un problema porque con el tiempo, los dientes empiezan a desgastarse. Los dientes se tocan, normalmente, durante unos 9 minutos al día. Esto incluye todo lo que comemos e incluso a veces cuando tragamos. Si haces rechinar los dientes por la noche, masticas chicle durante el día o aprietas los dientes mientras haces ejercicio, esta cifra puede aumentar muy rápidamente. La fuerza se transmite a los músculos, que a su vez la transfieren a las articulaciones de la ATM. Todos los músculos del cuerpo crecen a medida que los ejercitas, por lo que los músculos de las mejillas, la cara y el cuero cabelludo se hacen más grandes y fuertes y, por tanto, transfieren más fuerza a la articulación. Esto puede provocar dolores de cabeza, migrañas, fractura de dientes, empastes rotos, pérdida de coronas, fractura de implantes y mucho más. ¿Me entiendes ahora?

En primer lugar, ¿qué nos hace rechinar o apretar los dientes? Hay muchas razones por las que rechinamos o apretamos los dientes. Los medicamentos que alteran el estado de ánimo, como los antidepresivos, así como las drogas ilegales, pueden causar que rechinemos o apretemos los dientes. Los medicamentos que causan sequedad en la boca también pueden hacerte rechinar los dientes tratando de estimular la producción de saliva. Pero otra razón común es el estrés. Este último puede inducir muchos hábitos ansiosos que empleamos como mecanismos para hacernos sentir mejor. Comerse las uñas o masticar un bolígrafo son sólo algunas de las cosas que podemos empezar a hacer para lidiar con el estrés. El dolor también puede hacer que nos rechinen los dientes. Cuando nos duele la boca, tendemos a apretarla como si tratáramos de eliminar el dolor mediante un masaje, como si tuviéramos un hematoma en nuestro cuerpo. El dolor en otras partes del cuerpo también puede hacernos apretar los dientes. Piensa en lo que haces cuando sufres un acontecimiento doloroso, como poner una gasa con alcohol en una herida reciente: instintivamente, haces una mueca de dolor y aprietas los dientes.

Sin embargo, el factor más importante es la mordida o cómo encajan los dientes. Esta cuestión (a veces llamada oclusión) tiene muchas teorías diferentes y puede ser objeto de un extenso debate. No obstante, esto va más allá de lo que pretendemos hacer aquí. Para decirlo de la manera más sencilla posible, tu mordida siempre está cambiando. Tu mordida de hoy es diferente a la de hace 5 años y dentro de 5 años será diferente de nuevo. Loco, ¿verdad? Nuestros dientes están constantemente sometidos a estrés, debido a los acontecimientos que se producen a diario en relación con la comida y la bebida (cambios de temperatura, acidez de nuestra dieta, etc.) y a los hábitos que llevamos a cabo en nuestro estilo de vida, como el tabaquismo, el consumo de drogas, los medicamentos y el hecho de abrir cosas que no deberíamos con los dientes, como las botellas de cerveza. Además, a medida que envejecemos, nuestros dientes se desplazan lentamente hacia delante (lo que se conoce como desviación mesial). Además, si pierdes un diente y no lo sustituyes, todos los demás dientes empiezan a desplazarse y cambiar aún más rápido. Por lo tanto, nos adentramos en una batalla de la que ni siquiera somos conscientes y, cuando empezamos a darnos cuenta de lo que ocurre, ya han cambiado muchas cosas.

¿Qué podemos hacer entonces? Lo primero es tratar de eliminar todo lo que podemos controlar. Empezamos con cambios como modificar nuestra dieta, dejar de fumar, dejar los malos hábitos y controlar nuestra salud. Una vez que eliminamos tanto como sea posible, podemos centrarnos en tu mordida y en cómo podemos hacer que las cosas mejoren. No podemos deshacer lo que ya se ha hecho en cuanto al desgaste, pero sí podemos ralentizar el proceso y reducir la frecuencia y la gravedad del hábito. Aquí es donde aparecen los protectores dentales nocturnos.

Hay dos opciones para corregir la mordida. La primera es la ortodoncia (brackets o Invisalign) de la cual hablaremos en el siguiente capítulo. La ortodoncia colocará tu mordida en una posición estable para que sea menos probable que rechines/aprietes. En caso de que esto no sea una opción, existe la posibilidad de utilizar un protector dental nocturno. Un protector dental es una solución más bien provisional, ya que sólo trata los síntomas y no la causa principal del rechinamiento de los dientes. Una persona que lleva un protector dental seguirá rechinando y apretando los dientes. Sin embargo, este protector nocturno ayuda a estabilizar la mordida para que no empeore. Además, sirve de barrera entre los dientes y transfiere la fuerza del apretamiento y el rechinamiento lejos de los dientes para que no se dañen.

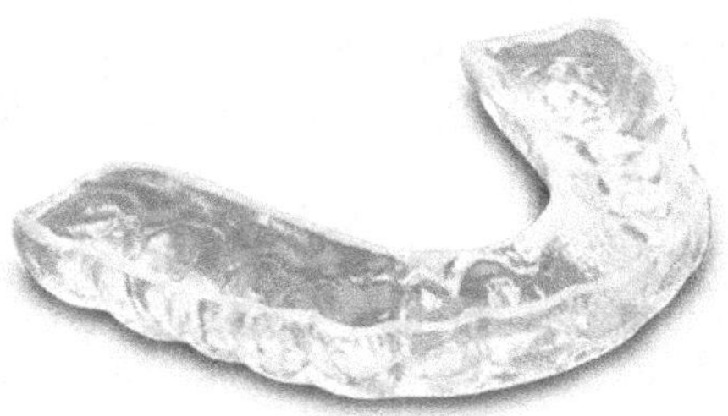

Figura 20: Protector Dental Nocturno

¿Qué es un protector nocturno? Un protector nocturno es un accesorio dental de plástico (Figura 20) que se coloca encima de los dientes. Puede estar hecho para los dientes superiores o para los inferiores. A veces puede utilizarse junto con un soporte, dependiendo de la situación clínica. Normalmente los hago para los dientes inferiores porque suelen ser más cómodos, se adaptan a la gravedad y por lo general la lengua los tolera mejor que los superiores. Los protectores nocturnos se pueden hacer con varios materiales pero el objetivo es cubrir tus dientes así como proporcionar suficiente espesor para estabilizar tu mordida y permitir que tus músculos y articulaciones se relajen. Debes conseguir uno hecho a medida para tus dientes y tu mordida. Para ello, puedes visitar a tu dentista. Se tomará una impresión de tus dientes (superior e inferior) para conseguir un modelo de tu boca y tus dientes. Esto se envía a un laboratorio para crear un protector nocturno que se ajuste con precisión a tus dientes. Existen protectores dentales nocturnos que no requieren receta médica, pero son más bien para problemas agudos y traumas, y no deben usarse a largo plazo.

El protector dental nocturno se lleva por la noche cuando se duerme. Al principio puede resultar un poco difícil acostumbrarse. No obstante, el hábito comienza a formarse en 21 días, por lo que hay que ser persistente. Una vez que te acostumbres a llevar el protector nocturno, sentirás que te falta algo cuando no lo lleves. Es importante mantener este protector dental limpio, ya que puede acumular bacterias y oler mal. En caso de que emita un mal olor, te aseguramos que no lo usarás. Para limpiar un protector dental nocturno, enjuágalo con agua tibia (no caliente) para eliminar cualquier resto y evitar que se acumule la placa en él. Utiliza un cepillo de dientes de cerdas suaves y un jabón antibacteriano suave para limpiarlo. No utilices pasta de dientes, ya que puede ser abrasiva y dañar este protector. Además, puedes sumergirlo en un vaso de enjuague bucal diluido en agua o en un limpiador de prótesis dentales comprado en el mercado (sumerge completamente el protector nocturno durante unos 30 minutos). Asegúrate de utilizar un enjuague bucal sin alcohol, ya que el alcohol puede romper el acrílico con el tiempo. Para evitar la proliferación de bacterias, deja que el protector nocturno se seque completamente al aire antes de volver a guardarlo en su estuche.

Los protectores dentales nocturnos suelen durar entre 3 y 5 años, dependiendo de la cantidad y la intensidad con la que rechine y apriete los dientes. En caso de que notes que el protector nocturno está astillado o agrietado, llévalo a tu dentista para que lo evalúe, ya que esto puede indicar que ha llegado el momento de comprar uno nuevo.

Invisalign / Ortodoncia

"¡No me diga que necesito ortodoncia!"

Desde pequeños escuchamos a nuestros padres, a nuestros hermanos mayores y a otros niños del colegio que en algún momento tendremos que llevar ortodoncia. Pero, ¿por qué los necesitamos? ¿Y por qué a veces lo hacemos de nuevo a lo largo de nuestras vidas?

Todos deseamos tener los dientes rectos. Pero los dentistas recomiendan la ortodoncia no por la estética, sino porque quieren corregir la posición de tus dientes. Además, el hecho de colocar los dientes en la posición correcta hace que se vean más bonitos. La forma sigue a la función. Si los dientes están colocados donde deben estar, entonces durarán más, serán más fáciles de limpiar y será menos probable que empiecen a desgastarse y causar problemas. Bien, entonces si me pongo un aparato dental, ya no tengo que preocuparme por el resto de mi vida, ¿verdad? ¿Nunca más tendré que preocuparme por mi mordida? Incorrecto. Esta es la razón por la que tenemos retenedores una vez que la ortodoncia se ha completado. Imagina que los retenedores son como una póliza de seguro. Siempre tendremos recaídas debido a lo que comentamos en el último capítulo en cuanto a la deriva mesial y el estrés diario al que se someten nuestros dientes. Además, los ligamentos que rodean nuestros dientes no se acomodan tan rápido como los dientes y tratarán de moverse hacia atrás. Los retenedores mantienen la mordida al máximo y frenan este proceso. Pero la vida pasa y a menudo nos olvidamos de llevar los retenedores o se rompen y no los sustituimos. Entonces, nuestros dientes empiezan a desplazarse de nuevo y más adelante necesitamos de nuevo los aparatos. Pero la idea de llevar aparatos metálicos siendo adulto no es muy atractiva. Aquí es donde entra en juego Invisalign. Hablaré más de Invisalign porque es lo que hago en mi consulta privada, pero tanto Invisalign como los aparatos dentales funcionan de forma similar y consiguen el mismo resultado.

El Invisalign se ha vuelto cada vez más popular entre la gente que se ve en las reuniones de Zoom y Facetime durante 8 horas al día por primera vez. Aunque haya otras personas en las videollamadas, instintivamente te mirarás a ti mismo. Y empezamos a fijarnos en las imperfecciones que queremos cambiar. Y en lo primero que nos fijamos es en nuestra sonrisa.

Pero espera, ¿cómo sé si soy apto para Invisalign? En resumen, casi todo el mundo es apto para Invisalign. El 99% de los casos que se pueden hacer con ortodoncia ahora también se pueden hacer con Invisalign. Invisalign puede ayudar a corregir el apiñamiento, cerrar los espacios, arreglar las mordidas cruzadas, ensanchar sus arcos y corregir una mordida profunda o una mordida abierta. Puede hacerlo todo. Incluso puede ser utilizado en combinación con casos de cirugía de mandíbula. Y la tecnología mejora cada día. Invisalign es incluso posible para los niños, pero su cumplimiento suele ser un problema, por lo que los aparatos tradicionales pueden ser una mejor opción, dependiendo del niño.

¿Qué es exactamente Invisalign y cómo funciona? Invisalign consiste en utilizar una serie de bandejas o alineadores de plástico transparentes y extraíbles para mover lentamente los dientes a su posición. Las bandejas se personalizan para cada paciente mediante un escáner 3D. Se colocan aditamentos de material compuesto en los dientes para cambiar la superficie del mismo y proporcionar anclaje para ayudar a moverlos. También se pueden utilizar elásticos para crear espacio entre los dientes y ayudar a corregir el apiñamiento. Increíble, ¿verdad? Puedes arreglar la posición de tus dientes usando estos alineadores casi invisibles y nadie sabrá que te estás haciendo un trabajo de ortodoncia. Aunque Invisalign es increíble, requiere disciplina. El éxito de cualquier tratamiento Invisalign depende del cumplimiento del paciente. Para lograr unos resultados óptimos, es necesario llevar los alineadores durante al menos 22 horas al día; sólo debes quitártelos para cepillarte los dientes y usar el hilo dental y cuando comas o bebas algo que no sea agua. Antes de volver a ponerte los alineadores después de comer, es imprescindible que te cepilles los dientes, ya que de lo contrario aumentarás el riesgo de caries y mal aliento. Las partículas de comida también pueden dificultar el movimiento de los dientes y pueden manchar sus alineadores.

¿Cuánto tiempo necesita Invisalign para hacer su trabajo? Depende del objetivo y de las expectativas del paciente. Intentamos que la mayoría de los casos de Invisalign duren menos de un año, pero a veces pueden tardar más de dos. No podemos acelerar el movimiento de los dientes. Ir demasiado rápido puede conducir a la reabsorción radicular (acortamiento de las raíces) y eso no es algo que nadie quiera. Así que por favor escucha a tu dentista a la hora de decidir la velocidad y la duración de tu caso.

La figura 21 muestra un antes y un después de un caso de Invisalign. Este caso duró 9 meses y abordó algunos problemas. La paciente estaba preocupada por la retracción de sus encías, pero el verdadero problema era la mordida que estaba causando la retracción de las mismas. Gracias a la estabilización de la mordida, mejoramos su sonrisa y su mordida, facilitamos la higiene bucal y detuvimos la retracción de las encías. Una vez corregida la mordida, pudimos tratar quirúrgicamente la retracción de las encías con un elevado grado de certeza de que el resultado sería predecible y con menos probabilidad de recaída.

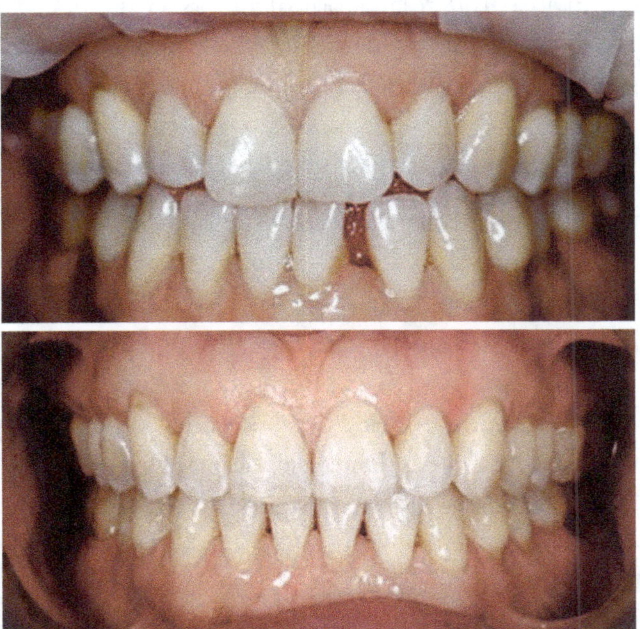

Figura 21: Tratamiento Invisalign, antes y después

No dude en recuperar la confianza y tener una vida más sana gracias a una sonrisa bonita y perfecta. Consulta con tu dentista cómo puede ayudarte la ortodoncia.

Extracciones

Además de las endodoncias, las extracciones son probablemente lo más temido que puede ocurrir en el dentista. Aunque hacemos todo lo posible para tratar de salvar un diente, a veces simplemente no vale la pena salvarlo. En la infancia, los dientes de leche se extraen cuando se infectan o si el diente no se cae a tiempo. Para estas ocasiones tenemos incluso un personaje especial: el Ratoncito Pérez. El Ratoncito Pérez recoge los dientes y está dispuesto a pagarte por ese diente de leche. Todo lo que tienes que hacer es colocarlo bajo tu almohada antes de irte a dormir y por la mañana recibirás una recompensa en dinero. Según algunas historias, el precio puede variar desde unos pocos dólares hasta incluso 100 dólares por diente. No está mal, ¿verdad? Por desgracia, todos crecemos y descubrimos a uno de nuestros padres cambiando nuestros dientes de leche por dinero (lo siento si te arruiné la historia). Normalmente cuando esto ocurre, nos quedamos sin dientes de leche que intercambiar, así que al final todo se soluciona.

Hay que empezar desde el principio. Los dientes de leche se extraen cuando hay un traumatismo, una infección o una fractura. Básicamente, no queremos que ninguna infección o traumatismo se extienda a los dientes adultos, por lo que la extracción es una forma de reducir al mínimo cualquier riesgo potencial. A veces, dependiendo del diente y de la edad en la que se extraiga, puede ser necesario colocar una pieza para evitar que los dientes circundantes se desplacen y cubran el espacio necesario para que el diente adulto pueda salir correctamente. No intentes nunca volver a colocar un diente de leche que se haya caído; eso es sólo para los dientes adultos. Además, nunca te extraigas los dientes tú mismo en casa, aunque sea un buen vídeo para las redes sociales. Puedes dañar el diente adulto que está debajo o dejar un trozo del diente de leche si se rompe. La extracción de dientes de leche suele ser un procedimiento sencillo y la mayoría de los niños vuelven a la normalidad al día siguiente.

La extracción de dientes adultos es un poco diferente. Como en el caso de los niños, extraemos los dientes de los adultos cuando hay una infección o un traumatismo. Otro motivo son los impactos, cuando un diente no tiene suficiente espacio para desarrollarse o crecer adecuadamente, como las muelas del juicio. Sin embargo, antes de extraer un diente de adulto debemos plantearnos cómo vamos a sustituirlo. ¿Por qué es importante? Considera tus dientes como una fila de libros en una estantería: si sacas un libro, todos los demás empezarán a colapsar alrededor del espacio. Al estar ordenados en una fila, se mantienen alineados y estables. Lo mismo ocurre con los dientes. Cuando falta un diente, los otros dientes se desplazan para intentar rellenar el hueco. Al cabo de un tiempo, los dientes pueden quedar torcidos o pueden aparecer nuevos huecos entre los dientes. La mordida también se desplazará y acabará ejerciendo presión sobre dientes que no están hechos para soportar más presión. También puede ocurrir una supererupción. Esto ocurre cuando un diente crece fuera de su posición porque ya no tiene un diente opuesto que lo resista.

¿Cuáles son entonces las opciones para sustituir un diente que falta? Puedes reemplazar los dientes perdidos con implantes, puentes o prótesis parciales. También puedes quedarte sin hacer nada, pero esto nunca debería ser una opción. Cada opción tendrá diferentes riesgos y beneficios, pero un implante es lo más parecido a un diente natural. Otra consideración importante cuando se extrae un diente es el injerto. Cuando extraemos un diente adulto, las encías y el hueso de esa zona se encogen porque el cuerpo cree que no hay nada y por eso no gasta energía en mantenerlo. El cuerpo es muy eficiente en este sentido. Sin un injerto, puede ser más difícil colocar un implante en el futuro o limpiar la zona adecuadamente si se hace un puente. Para estar seguro, siempre hay que injertar la zona con un sustituto óseo, independientemente de cómo se vaya a sustituir el diente en el futuro. Cuando tengas dudas, injerta. Es más fácil y menos costoso conservar el hueso que reconstruirlo en el futuro.

Muela del Juicio

¿Y los terceros molares (muelas del juicio)? Todos hemos oído las temidas historias de cómo se hinchan y comen a través de una pajita y los divertidos vídeos de YouTube en los que se sedan y dicen todo tipo de locuras. No obstante, la extracción de las muelas del juicio es algo habitual y la mayoría de las personas se curan en un plazo de 3 a 7 días.

Este tipo de muelas puede tener una gran variedad de formas, tamaños e incluso números. Hay personas que no tienen muelas del juicio y otras que pueden tener hasta 7. En general, son un remanente de la evolución: ya no las necesitamos debido a los cambios en nuestra dieta y los cambios fisiológicos (mandíbulas más pequeñas) hacen que ya no haya espacio para ellas. Las muelas del juicio retenidas suelen presionar a los segundos molares y provocar caries, problemas de encías e infecciones. Se aconseja proceder a su extracción en torno a los 17 años, en función de la posición y el desarrollo de las mismas; una radiografía panorámica nos ayudará a tomar esta decisión. Lo ideal es eliminarlas antes de cumplir los 26 años - más allá de esto, el procedimiento puede ser más difícil y las complicaciones potenciales pueden aumentar. Además, el desarrollo de la raíz de las muelas del juicio inferiores puede enredarse con secciones del nervio trigémino, lo que podría aumentar las posibilidades de una lesión nerviosa. Por lo tanto, es recomendable extraer una muela del juicio antes que esperar a ver si las raíces se desarrollan en esa dirección. Puede ser necesario un injerto después de la extracción de las muelas del juicio si hay una pérdida ósea importante debido a una infección, quistes, enfermedad de las encías o dependiendo de la proximidad al segundo molar.

¿Es necesaria la sedación para extraer las muelas? Todo depende de la persona y de la dificultad del procedimiento. A no ser que vayamos a extraer uno o dos dientes sencillos, es preferible utilizar la sedación para que el procedimiento sea más cómodo y seguro. Hay diferentes niveles de sedación, desde la mínima con gas hilarante hasta la anestesia general. Tu dentista te explicará los riesgos y beneficios de cada tipo de sedación para que puedas tomar una buena decisión.

Endodoncia

"Hagas lo que hagas, que no te hagan una endodoncia".

No cabe duda de que las endodoncias son uno de los procedimientos más temidos en una consulta dental. Si preguntas a cualquier persona, probablemente te dirán lo mismo... El miedo que produce. Hay tantas historias terroríficas que se pasan de una generación a otra que algunos pacientes ni siquiera se atreven a tratar de solucionar sus problemas dentales con una endodoncia. Pero,¿por qué las endodoncias tienen tan mala reputación? ¿Y son de verdad tan malas?

Para responder a esta pregunta, hay que revisar rápidamente la anatomía del diente. La parte exterior del diente es el esmalte blanco y la capa de debajo es la dentina. En el interior de cada diente hay un tejido blando que contiene nervios y vasos sanguíneos. Esto se conoce como la pulpa. La pulpa se extiende hasta las raíces del diente y suministra la sangre que aporta los nutrientes para mantener el diente vivo. Los finos canales que alojan la pulpa se denominan conductos radiculares. Por tanto, el término "endodoncia" se refiere al nombre del procedimiento y también a la parte del diente que se trata con él.

Así que, ¿qué es una endodoncia y cuándo la necesitamos? Una endodoncia o un procedimiento de canal o conducto radicular se requiere cuando la pulpa de un diente se infecta. La infección puede proceder de una caries profunda, un traumatismo, el ingreso de bacterias a través de una grieta en la superficie del diente o cuando las infecciones de las encías se extienden a la parte inferior del diente. Sin tratamiento, la infección puede extenderse a los conductos radiculares del diente hasta las encías y formar un absceso o una inflamación. Lo ideal es tratar un diente antes de que se forme un absceso porque será más difícil conseguir que se inmovilice. A veces es mejor utilizar primero antibióticos para bajar la hinchazón o el nivel de bacterias lo suficiente como para proceder a la inmovilización con comodidad antes de proceder a la endodoncia. Hay que tener en cuenta que los antibióticos no solucionarán el problema ya que la mandíbula tiene poca irrigación sanguínea y los antibióticos no pueden llegar a la fuente de la infección que está dentro del diente. Una vez que los antibióticos hayan salido del organismo, es probable que la infección vuelva a aparecer. Con frecuencia, el dolor que se asocia erróneamente a una endodoncia es probablemente el dolor causado por la propia infección. Lo que hace una endodoncia es eliminar la infección. Por lo tanto, una endodoncia hará que te sientas mejor, no peor.

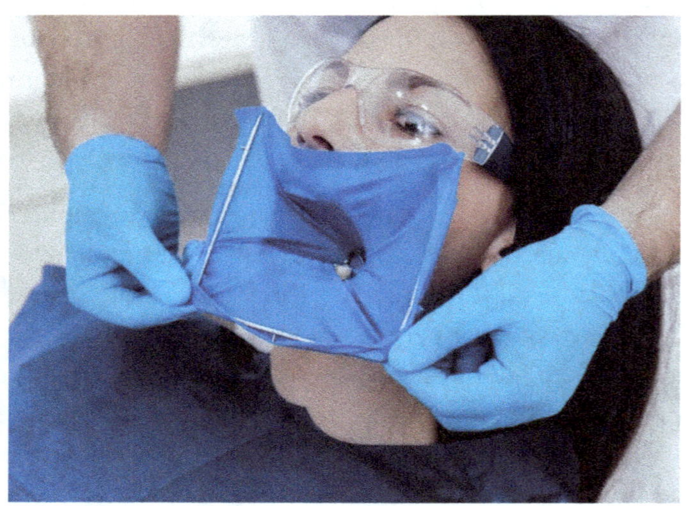

Figura 22: Dique de goma

El primer paso de una endodoncia es eliminar la infección. Esto se realiza perforando el diente infectado (por supuesto, después de anestesiarlo primero) y eliminando la pulpa infectada. Una vez eliminada la pulpa, se limpian y desinfectan los conductos radiculares y se rellena el espacio ahora vacío con un material inerte y limpio que evita que se produzcan filtraciones en el diente. Este es el paso más importante: crear un sellado duradero. Y para ello hay que evitar que cualquier nueva bacteria llegue a la cavidad interna del diente. Para que la zona de trabajo sea lo más estéril y seca posible, se utiliza un dique de goma para aislar el diente que va a recibir la endodoncia. Todos los demás dientes, los tejidos de las encías, las mejillas, los labios y la lengua están protegidos bajo este dique. Dichodique impide esencialmente que tu propia saliva (que contiene bacterias) contamine el diente abierto. También evita que los materiales utilizados en una endodoncia toquen el interior de su boca. Los diques de goma no son tan cómodos, especialmente si tienes sensibilidad al reflejo nauseoso o si eres claustrofóbico, pero se utilizan por tu seguridad.

Las endodoncias pueden ser difíciles, sobre todo en las muelas, porque la anatomía es muy variada y a veces no somos capaces de encontrar todos los conductos de un diente. Recuerda que estamos tratando con aberturas que a veces son menores de 0,1 mm que pueden ir en diferentes direcciones y con posibles calcificaciones que las bloquean. Como la mayor parte de la endodoncia se realiza dentro de las cavidades del diente, incluyendo sus raíces, será necesario tomar múltiples radiografías a lo largo del procedimiento para garantizar la correcta colocación de las herramientas y los materiales. Esto es normal y es una parte necesaria del tratamiento.

¿Qué sucede después de una endodoncia? El proceso de una endodoncia esencialmente ahueca el diente. Sin la pulpa, el diente se volverá frágil y propenso a fracturarse - básicamente, está muerto desde el interior. El último paso en muchos tratamientos de endodoncia es una corona dental, que se recomienda para protegerlos de las fracturas. En particular, esto se aplica a los dientes posteriores (molares y premolares). Estos dientes son los que más fuerza ejercen al morder y necesitan la fuerza adicional de una corona. Otros factores que determinan si un diente necesitará una corona después de la endodoncia son los daños anteriores en el diente, el apretar o rechinar y la salud bucal del paciente.

Bien, ya me han hecho una endodoncia y ahora me dicen que tengo que hacerme otra en el mismo diente. ¿Cuántas endodoncias me van a tener que hacer? Sí, es cierto. Es posible que necesites otra endodoncia en el mismo diente a futuro. Esto se conoce como un retratamiento del canal de la raíz. Simplemente, volvemos a entrar en el conducto radicular, retiramos el empaste y limpiamos el o los conductos por segunda vez. Pero, ¿cómo y por qué ocurre esto? Hay estudios que indican que el tratamiento inicial del conducto radicular o endodoncia tiene una tasa de éxito del 85-97%. Sin embargo, las endodoncias son un asunto delicado. Si la pulpa infectada del diente no se elimina completamente, la infección se sellará esencialmente en el diente, sólo para reaparecer más tarde. Las muelas suelen tener tres conductos, pero a veces un diente puede tener un cuarto conducto "oculto" y a veces un conducto se ramifica en ángulo recto. Si hay algún canal nervioso secundario al que no podemos llegar debido a la complicada anatomía del canal, si la colocación de la corona se retrasa o si algo se rompe y las bacterias se filtran en el diente, el sistema de canales puede infectarse de nuevo. Dado que no hay nervios ni vasos sanguíneos allí, no se sabe nada hasta que se vuelve importante. Si el retratamiento no es una buena opción o no resuelve el problema, la cirugía endodóntica puede salvar el diente. Lo más común es una apicectomía o resección del extremo de la raíz. Esto implica abrir el tejido de la encía cerca del diente para ver el hueso subyacente, eliminar cualquier tejido infectado y resecar el extremo de la raíz. Tu dentista te explicará todas estas opciones para ayudarte a tomar la mejor decisión y darte el mejor pronóstico a largo plazo para tu diente.

Las endodoncias en realidad no justifican la mala reputación que se han ganado. Ahora que sabes el qué, el por qué y el cómo, no olvidemos abordar la situación a tiempo, tomar antibióticos antes, poner siempre una corona después y tener el valor de aceptar el dique de goma. Así podremos decir a nuestros hijos que no hay que temer a las endodoncias.

Implantes

" ¿Mepondrás un tornillo en la mandíbula? ¿De verdad?"

Los implantes dentales existen desde hace unos 40 años, pero la mayoría de los pacientes no saben mucho sobre ellos. En mi opinión, es la mejor opción para volver a tener un diente natural. Entonces, ¿por qué la gente no sabe mucho sobre ellos? Creo que la culpa es de ambas partes. Desde el punto de vista del dentista, a veces no dedicamos tanto tiempo como deberíamos a educar a nuestros pacientes por falta de tiempo y por los horarios. Y desde el punto de vista del paciente, siempre debe investigar por su cuenta con la ayuda de un profesional de la salud dental para tener toda la información posible. Por eso la educación es tan importante. Espero que después de leer este capítulo, todo el mundo esté preparado para hablar de implantes no sólo con su dentista, sino también con sus amigos y familiares.

Los implantes tradicionalmente se han fabricado con titanio, pero recientemente se ha añadido un segundo participante al juego: los implantes de cerámica. Empezaré hablando del titanio porque es el más antiguo y el más conocido. Después hablaremos de los implantes de cerámica y veremos por qué era necesaria una segunda opción.

¿Qué es un implante dental? Un implante dental es un perno que se coloca en el hueso de la mandíbula para que sirva de base para un diente. Los implantes en medicina no son eternos y necesitan ser reemplazados periódicamente, sin embargo en la odontología la gente tiene la creencia de que las cosas duran para siempre lo cual no es el caso. Si sustituyo un diente por un implante y ese diente no duró para siempre, ¿por qué esperar que un implante que no es tan bueno como un diente natural dure más? Simplemente no sucederá. La vida de los implantes suele ser de 10 años según el estándar. He visto algunos que duran menos de 5 años y otros que siguen en la boca 25 años después. Hay muchos factores que contribuyen al éxito a largo plazo de un implante. Entre ellos se incluyen, pero no se limitan a, factores como el historial médico (que puede cambiar después de conseguir el implante), los hábitos de higiene dental (que es diferente para los implantes), la cirugía y el sitio en el que se colocó el implante, el tipo de implante utilizado, la mordida en general y el rechinamiento. Tratamos de controlar tantas de estas variables como podamos para hacer las cosas más predecibles, pero cuantos más factores tengamos que combatir, menos probabilidades tendremos de ganar. Al igual que un diente, el implante puede necesitar una revisión para prolongar su vida útil. Esto podría significar un injerto de hueso, un injerto de encía o cambiar la corona. Pero habrá un punto en el que la revisión no sea recomendable y sea mejor retirar el implante y empezar de nuevo. Hay que saber cuándo hay que mantenerlos y cuándo hay que retirarlos.

Analicemos ahora las diferentes etapas de la colocación de un implante dental. El mejor método y el más predecible es un implante inmediato - esto ocurre cuando extraemos un diente y colocamos el implante el mismo día. También se hará un injerto de hueso para cubrir los huecos donde estaba el diente/raíces, ya que el implante no será tan grande como el espacio de las raíces/el hueco. Un implante inmediato te ahorrará tiempo y dinero, pero lo más importante es que preservará la mayor cantidad de hueso y encías posible. En ocasiones no es posible colocar un implante inmediato por razones anatómicas. Si es así, después de extraer el diente injertaremos la zona para mantener todo el hueso y la encía que podamos. Una vez que el injerto sane (3-6 meses), volveremos a colocar el implante. Una vez colocado el implante, este tendrá que cicatrizar e integrarse con su propio hueso para convertirse en una sola pieza. Esta fase de cicatrización, que suele durar entre 3 y 6 meses, es crucial para que la fijación del implante sea segura. Ahora viene la segunda fase del procedimiento. En esta fase, se expondrá el implante (se realiza una pequeña incisión en las encías), se colocará un pilar sobre el implante y se tomará una impresión para colocar una corona. El último paso, que se realiza unas dos semanas después, consiste en fijar la corona al implante.

En ocasiones aseguramos un diente temporal al implante el mismo día que se coloca, especialmente si se trata de un diente frontal porque no queremos que vayas con un hueco en la parte delantera durante la fase de cicatrización. Para que esto ocurra, el implante tiene que estar totalmente estable en el momento de la cirugía, el diente necesita estar separado para que no puedas masticarlo. Si se ejerce presión sobre el implante antes de que sea estable, las células que lo rodean se convertirán en el tejido de la encía y no en el hueso, por lo que el implante se caerá finalmente. Hay otros métodos para reemplazar el diente mientras el implante sana que no ejercerán tanta presión sobre él, como una prótesis removible, un retenedor transparente que puedes llevar con un diente en ese lugar que falta o incluso un puente Maryland que se cementa para cubrir esa zona. Tu dentista analizará tus opciones y decidirá qué es lo mejor para tu caso.

¿Qué pasa si te faltan todos los dientes? ¿Hay implantes para toda la boca? Sí, es posible. Los implantes de boca completa se refieren a cualquier procedimiento de implante que sustituya todos los dientes que faltan en la parte superior o inferior de la boca. Esto generalmente se hace con dos a seis implantes que trabajan juntos para dar soporte a un puente completo o a una dentadura. La dentadura postiza promedio tiene catorce dientes. Por lo tanto, cuantos más sean los implantes, más estable será la dentadura. Cuatro implantes es la mejor opción para conseguir estabilidad, pero seis sería incluso mejor. Las opciones de tratamiento para la parte superior e inferior de la arcada son básicamente las mismas, aunque a veces se necesitan implantes adicionales en la parte superior para compensar el hueso más blando.

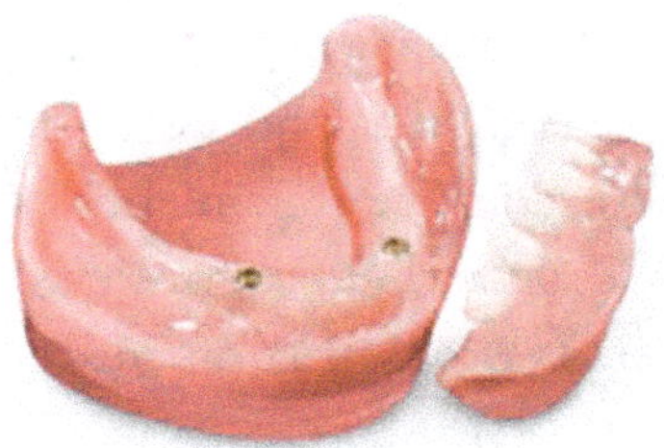

Figura 23: Sobredentadura removible

Como opción más básica, se utilizan dos implantes como anclajes para sostener una prótesis extraíble que se encaja y desencaja mediante fijaciones esféricas (Figura 23, tomada de Glidewell, 10). Esto es común para las dentaduras inferiores porque no se requiere ninguna succión para la retención. La dentadura se mantiene en su sitio, pero puede seguir moviéndose hacia atrás. Los accesorios y los clips tendrán que ser reemplazados periódicamente debido al desgaste. Otra opción es utilizar una barra de soporte hecha a medida, que básicamente entablilla los implantes, haciéndolos más fuertes. Esta barra de soporte se fija entre cuatro y seis implantes y la dentadura encaja en su sitio mediante clips de retención. Este estilo se denomina "sobredentadura".

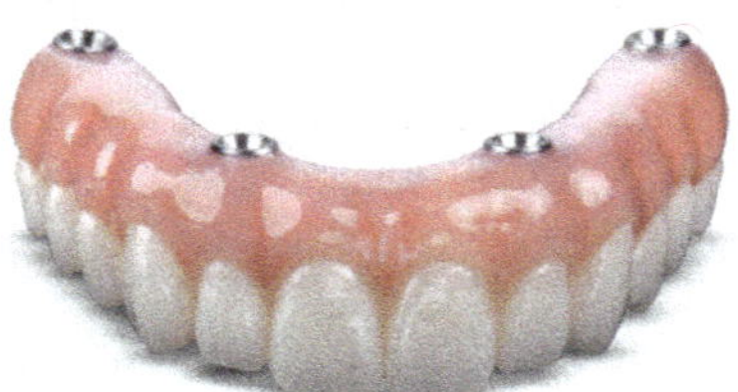

Figura 24: All-on-four híbridos

La opción más común es colocar de cuatro a seis implantes y conectar una dentadura directamente a estos implantes con tornillos el mismo día de la cirugía de implantes (Figura 24, tomada de Glidewell, 11). Es una opción sorprendente de tratamiento que funciona muy bien y es muy fiable.

Sin embargo, al ser fija (es decir, no se puede quitar), es mucho más difícil realizar la higiene bucal y hay que dedicar más de 20 minutos al día para limpiar correctamente debajo de la prótesis fija. Este es un factor importante para decidir qué tratamiento es mejor, ya que si no te comprometes a limpiar debajo de la prótesis fija, tendrás muchos problemas. Algunas personas eligen la opción de la prótesis removible por este motivo.

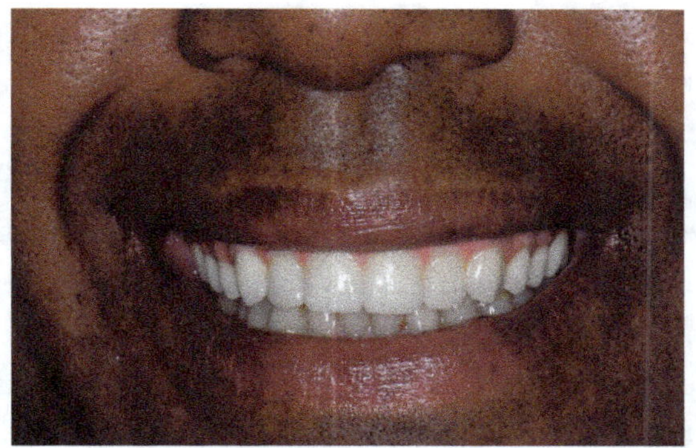

Figura 25: Todo sobre 6 Zirconia Híbrido Final

La figura 25 es un caso de All-on-6 en la boca para que pueda ver el aspecto del aparato fijo. Los materiales que utilizamos para las prótesis removibles son limitados en cuanto a su realismo, así que cuando pasamos a algo fijo en la boca, podemos utilizar otros materiales que nos permiten acercarnos mucho más a la realidad. En el caso de abajo, utilizamos Zirconia (un tipo de cerámica) además de tintura para la coloración.

La higiene bucal para los implantes es sumamente importante. Al igual que los dientes naturales, la placa puede acumularse en las coronas de los implantes y acumular bacterias. Es importante recordar que tanto los dientes naturales como los implantes dentales dependen de unas encías y un hueso sanos para su soporte. Tener una higiene bucal adecuada puede llevar mucho tiempo y es necesario comprometerse desde el primer día y, si es posible, antes del tratamiento de los implantes. Los implantes que no se cuidan desarrollan placa y sarro, lo que puede provocar una periimplantitis, una enfermedad inflamatoria que afecta a los tejidos blandos y duros que rodean los implantes. Sin tratamiento, puede producirse una pérdida de hueso y hacer que el implante se afloje. Esencialmente, hay dos partes para el mantenimiento y el éxito de los implantes: las revisiones y la limpieza periódicas por parte de tu equipo dental y tus hábitos diarios de higiene bucal. El cuidado de tu implante es fundamental para su salud general y su éxito a largo plazo.

La higiene bucal de los implantes no cambia mucho, pero algunos detalles son diferentes. El tejido de la encía que se forma alrededor de un implante es diferente al tejido que rodea a los dientes naturales. Este tejido no es tan fuerte, por lo que las encías no son tan resistentes. Incluso utilizar el hilo dental de la misma manera que los dientes naturales puede dañar las encías alrededor de un implante. Usa un hilo dental que no se rompa ni se estropee (evita el hilo dental con mechones o el Superfloss), ya que las partículas de hilo dental pueden quedarse atascadas bajo el implante, lo que puede aumentar el riesgo de infección o de acumulación de placa alrededor del implante. El uso del hilo dental alrededor de los implantes dentales debe hacerse con mucha suavidad, nunca empujes el hilo hacia abajo en la cavidad de la encía.

Utilizar el hilo dental de forma agresiva puede romper el sello protector creado por el tejido circundante alrededor del implante. Si este sello se rompe, las bacterias pueden entrar en la cavidad de la encía y acceder al hueso que soporta el implante. Los cepillos interproximales (es decir, cepillos de dientes diminutos) deben utilizarse para conservar los espacios entre los implantes dentales libres de alimentos y placa. Asegúrate de que estén recubiertos de plástico. Hay que evitar los cepillos con alambres metálicos, ya que pueden causar irritación en el tejido blando que rodea al implante.

Un Waterpik® es probablemente la mejor herramienta para utilizar alrededor de los implantes, tanto como un complemento como en lugar del hilo dental. Este instrumento afloja y elimina la placa con un chorro de agua a presión. Puedes controlar la potencia del aparato y utilizarlo a un nivel más bajo alrededor de los implantes. Hay que cepillarse los dientes de la misma manera que los naturales: con un cepillo manual de cerdas suaves o con un cepillo eléctrico. Lo más recomendable es cepillarse los dientes dos veces al día: por la mañana y antes de acostarse. En el caso de una prótesis All-on-x, la higiene bucal es la misma que la comentada anteriormente. El único aspecto adicional es que las partículas de comida pueden quedar atrapadas entre la base de la prótesis y la línea de las encías. Waterpik® tiene una punta angulada especial diseñada para dirigir el agua bajo una prótesis retenida por implantes. Y por último, la pasta de dientes debe ser poco abrasiva. No utilices pastas que contengan fluoruro de estaño, una mayor concentración de fluoruro de sodio (>3,0), bicarbonato de sodio, quitamanchas, agentes blanqueadores ni pastas de dientes para fumadores. Los dientes naturales necesitan de un abrasivo suave para pulir el esmalte, pero los implantes no. Los abrasivos pueden rayar la superficie de cualquier superficie expuesta del implante y pueden provocar futuras manchas. En la misma línea, hay que evitar cualquier tipo de enjuague bucal para blanquear los dientes o que contenga alcohol, ya que su uso prolongado puede dañar el acrílico.

Hablemos ahora de los implantes de cerámica. ¿Qué son los implantes de cerámica y en qué se diferencian de los de titanio? Los implantes de cerámica han existido desde principios de los años 2000. Han sido utilizados en la medicina durante años, pero han tardado en ganar aceptación en la odontología. No se desarrollaron para sustituir a los implantes de titanio, sino como alternativa en determinadas situaciones. Una de las razones es la sensibilidad y las alergias de los pacientes. Los implantes de titanio están hechos de una aleación, lo que significa que hay una mezcla de otros metales, incluido el níquel, que es un alérgeno común. El implante de titanio también tiene muchas partes diferentes: el propio implante, que es una aleación de titanio, el pilar que se atornilla al implante (que podría ser una aleación de titanio diferente) y una corona metálica que se cementa o se atornilla al pilar. Es decir, que en la boca hay dos o tres aleaciones metálicas diferentes que interactúan entre sí con la saliva. Algunos estudios han demostrado que esto puede dar lugar a diferentes tipos de interacciones, corrosión, inflamación de las encías y otros problemas. Todo esto se puede evitar con el uso de implantes de cerámica. Los implantes de cerámica son hipoalergénicos. Están hechos con zirconia, un material cerámico hecho de óxido de zirconio. Estos implantes son completamente blancos, lo que significa que no se ven a través del tejido gingival, algo que puede ocurrir con los implantes de titanio si los tejidos gingivales se adelgazan con el tiempo o si se produce una recesión. Los implantes de cerámica también son biocompatibles:

están hechos de un material inerte, no conductor y no corrosivo. Esto significa que es menos probable que atraigan y retengan la placa y las bacterias.

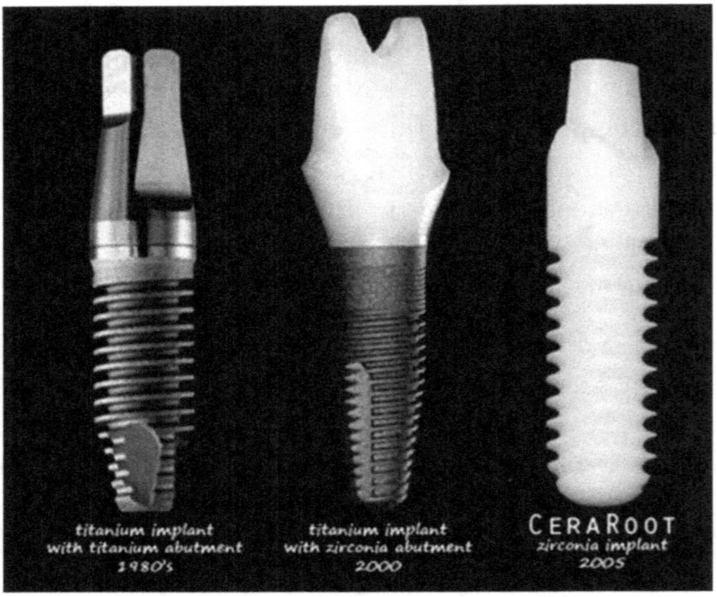

Figura 26: Implantes de titanio frente a los de cerámica

La figura 26 presenta un implante de titanio a la izquierda, un implante de cerámica en el extremo derecho y la evolución de cómo llegamos a él con un híbrido en medio (tomado de www.ceraroot.com). CeraRoot cuenta con una amplia trayectoria e investigación en materia de implantes cerámicos y es un gran recurso tanto para los dentistas como para los pacientes cuando se trata de información sobre implantes. Los implantes cerámicos son una tecnología relativamente nueva y, como tal, las indicaciones clínicas para las que se utilizan son limitadas en comparación con los implantes de titanio. En la actualidad, los implantes cerámicos se utilizan para sustituir un solo diente y en casos de puentes. No se pueden utilizar para realizar cirugías de rehabilitación de toda la boca o en zonas que requieran un implante de pequeño diámetro debido a que el hueso es fino o los espacios entre los dientes son pequeños.

Coloco tanto implantes de titanio como de cerámica. La elección depende tanto de la clínica como del paciente. Siempre ofrezco ambas opciones a los pacientes, si procede, para que puedan tomar una decisión informada. La figura 27 muestra un caso mío de implante de cerámica en el que colocamos un implante CeraRoot inmediato y lo restauramos con una corona de cerámica.

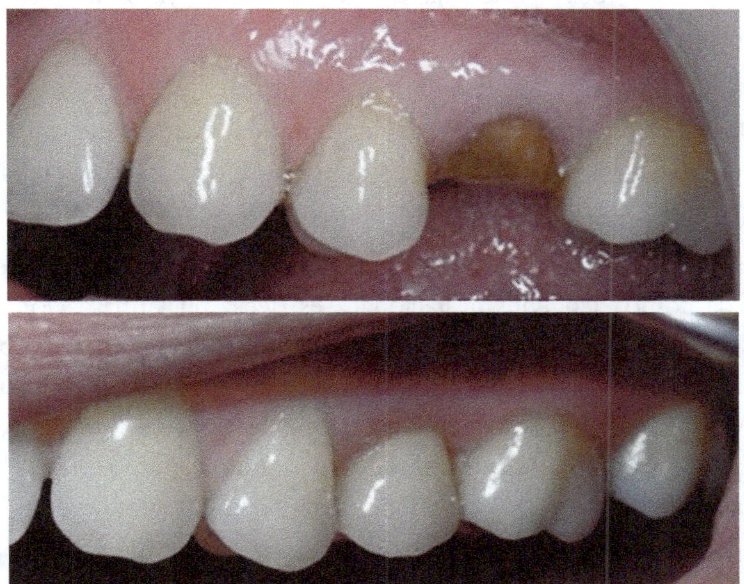

Figura 27: El antes y el después del implante de cerámica

Sustituir uno o varios dientes faltantes es importante para tu salud oral, que a su vez está ligada a tu salud general. Si estás pensando en ponerte un implante dental, tanto los implantes de cerámica como los de titanio son opciones viables. Ambos son una solución duradera. Consulta con tu dentista para encontrar el material más adecuado en función de tu situación personal.

El Embarazo

"No quiero hacer nada que pueda perjudicar a mi bebé. No es seguro hacerse una limpieza dental cuando estoy embarazada, ¿verdad?"

Esta es una de las ideas erróneas más comunes en odontología. No sólo es seguro recibir atención dental durante el embarazo, sino que también es beneficioso.

No sólo tu cuerpo experimenta cambios durante el embarazo. El aumento de los niveles hormonales también puede alterar tu salud bucal. El cuidado de los dientes es importante en cualquier etapa de la vida, pero es especialmente importante durante el embarazo.

Es habitual que las mujeres embarazadas desarrollen una afección conocida como "gingivitis gestacional", es decir, una inflamación de las encías que puede provocar sensibilidad, hinchazón y sangrado al cepillarse o utilizar el hilo dental. Aunque es normal, es importante asegurarse de tratar estos síntomas, normalmente con limpiezas más frecuentes. Si no se trata, puede provocar una enfermedad periodontal (infección del hueso que sujeta los dientes) que puede tener graves complicaciones.

Las mujeres embarazadas pueden ser más propensas a padecer caries debido a los cambios en la dieta y al consumo frecuente de alimentos dulces. Pese a los antojos, asegúrate de controlar el consumo de azúcar. Las náuseas matutinas intensas o prolongadas también pueden provocar la erosión ácida de los dientes. Las mujeres embarazadas deben evitar cepillarse los dientes inmediatamente después de vomitar. Lo mejor es esperar al menos 30 minutos antes de cepillarse. Se recomienda enjuagar con una solución de bicarbonato de sodio (una taza de agua por una cucharadita de bicarbonato de sodio) después de vomitar para neutralizar el ácido. Aunque es poco frecuente, las hormonas del embarazo pueden causar crecimientos benignos en la boca. No son peligrosos y suelen desaparecer después del parto. Si te preocupa, puedes hablar con tu dentista para que te los quite.

Quizás no te des cuenta, pero los dientes del bebé empiezan a desarrollarse durante el segundo y tercer trimestre. Por ello, es importante que las mujeres embarazadas mantengan una dieta saludable para contribuir al desarrollo de unos dientes sanos en sus bebés. Además, las bacterias que causan las caries pueden transmitirse al bebé durante el embarazo y después del nacimiento.

No olvides informar a tu clínica dental de que estás embarazada, o de que quieres estarlo. Si tu embarazo es de alto riesgo, o si tienes ciertas condiciones médicas preexistentes, puede ser necesario posponer algunos tratamientos dentales.

Aunque las radiografías digitales se consideran seguras durante cualquier etapa del embarazo (cuando se utiliza blindaje abdominal y tiroideo), tratamos de minimizar cualquier exposición a menos que sea absolutamente necesario.

El tratamiento dental electivo debe esperar hasta después del parto. El tratamiento electivo es cualquier cosa que no necesite inmediatamente y que no sea necesario para tu salud o la de tu bebé. Sin embargo, si necesitas un empaste, una endodoncia o una extracción, es mejor que te lo hagas para evitar posibles infecciones o complicaciones. El tratamiento durante cualquier etapa del embarazo es seguro, pero el segundo trimestre es el más seguro.

Se considera que el uso de muchos anestésicos locales (con o sin epinefrina) es seguro durante el embarazo, aunque siempre hay que tener en cuenta los beneficios y los riesgos para la madre y el feto (J Dental Anesth Pain Med, 13). El óxido nitroso (gas de la risa) debe evitarse durante el embarazo.

Si bien es mejor evitar tomar cualquier medicamento durante el embarazo, si se produce una infección pueden ser necesarios los antibióticos, así como los analgésicos. Antes de que un medicamento pueda ser etiquetado como seguro durante el embarazo, debe someterse a pruebas e investigaciones exhaustivas. Aunque ningún medicamento está exento de riesgos, los antibióticos como la penicilina, la amoxicilina y las cefalosporinas como la cefalexina tienen un largo historial de eficacia y han demostrado ser seguros durante todas las etapas del embarazo (Medicines in Pregnancy, 14). La tetraciclina se evita porque puede provocar manchas en los dientes del feto (Mother to Baby, 15).

La lista de categorías farmacéuticas para el embarazo de la FDA describe la seguridad prenatal de los medicamentos sin receta. Hay cinco categorías: A, B, C, D y X. Los fármacos de las categorías A y B se consideran seguros durante el embarazo, mientras que los de la categoría X no deben ser utilizados por las mujeres embarazadas (FDA Pregnancy Categories, 16). Es obligatorio que todos los medicamentos lleven la designación de la categoría de embarazo en su prospecto. Para el tratamiento del dolor, el paracetamol de venta libre (Tylenol) está incluido en la categoría B y se considera seguro su uso durante el embarazo. Los AINE (como Advil) no se recomiendan durante el embarazo, especialmente después de la semana 20 (Mother to Baby, 17). Antes de tomar cualquier medicamento, debes consultarlo con tu médico especialista en medicina prenatal.

Y por último, los hábitos de higiene bucal pueden cambiar debido a las náuseas matutinas, a un fuerte impulso nauseoso o al simple agotamiento. Las pacientes pueden intentar utilizar un cepillo de dientes más pequeño para poder cepillarse con más facilidad. Los estudios demuestran que existen asociaciones entre la periodontitis del embarazo y el parto prematuro, el bajo peso al nacer, la diabetes gestacional y el desarrollo de preeclampsia. Aunque todavía no se ha confirmado una relación causal, se puede afirmar que una buena higiene bucal durante el embarazo puede ayudar a tener un embarazo y un bebé con buena salud.

Medicamentos

En este capítulo se proporciona una "hoja de trucos" con los medicamentos más comunes que se prescriben en odontología y para qué sirven. Es solamente una referencia por lo que los consejos de tu dentista son indispensables. No profundizaré demasiado en el tema de los narcóticos porque no los prescribo a menudo por razones que van más allá de este libro. Los narcóticos se utilizan para el dolor severo e incluso con todo el trabajo que hago, rara vez encuentro un dolor severo que no pueda ser controlado con Advil y Tylenol de venta libre. Yo diría que el 95% del tratamiento del dolor postoperatorio de mis pacientes es una combinación de Advil y Tylenol a niveles terapéuticos. Lo que esto significa es que un Advil de 200 mg es un medicamento de baja efectividad y no hará mucho. La mayoría de los dolores dentales tienen una base inflamatoria, por lo que los AINE (antiinflamatorios no esteroideos) como el Advil son su mejor aliado. Casi siempre, esto es todo lo que necesitarás.

Empecemos hablando de los analgésicos. Hay diferentes tipos de medicamentos para el dolor y cada uno tiene efectos diferentes. Utiliza siempre la menor dosis posible durante el menor tiempo posible para aliviar tus síntomas. Si los síntomas persisten durante más de 3 días, visita a tu dentista.

1. Advil/Ibuprofeno/Motrin

    Todos estos son los mismos, sólo que con diferentes nombres. Para el dolor, se recomiendan 600 mg cada 6 horas. Puedes utilizar 800 mg como primera dosis (para acelerar el proceso), pero después debes continuar con 600 mg. 200-400 mg son para el dolor y 400-600 mg para obtener un efecto antiinflamatorio. Este es el régimen para cualquier dolor de muelas. Se puede combinar con Tylenol para que haga sinergia, pero siempre hay que empezar por el ibuprofeno, a menos que esté médicamente contraindicado. La dosis máxima diaria para un adulto es de 2400 mg.

Las contraindicaciones consisten, pero no se limitan, a la insuficiencia renal, problemas gastrointestinales (IBD/IBS), historial de úlceras, problemas de sangrado y alergias. Consulta siempre con tu médico y tu asesor farmacéutico.

La dosis para los niños depende de su peso. Se recomienda en general una dosis de 5-10 mg/kg cada 6 horas, con un máximo diario de 40mg/kg/día. Por ejemplo, si tu hijo pesa 35 libras (o 15,9 kg, redondeando a 16 kg) eso equivaldría a 80-160 mg cada 6 horas, sin superar los 640 mg diarios. Siempre que se ajuste a la dosis recomendada, estará al nivel o por debajo del máximo diario, pero nunca por encima.

Si tu hijo tiene un peso medio para su edad, puedes utilizar esta versión simplificada.

Edad	En versión líquida (160mg/5mL) 5mL es 1 cucharadita	Pastillas masticables (80 mg)
4-11 meses	½ Cucharadita	No se aplica
12-23 meses	¾ Cucharadita	No se aplica
2-3 años	1 Cuchadita	2 pastillas
4-5 años	1.5 Cucharadita	3 pastillas
6-8 años	2 Cucharaditas	4 pastillas
9-10 años	2.5 Cucharaditas	5 pastillas
11-12 años	3 Cucharaditas	6 pastillas

2. Aleve/Naproxeno

Este es otro AINE que funciona bien para el dolor. Utiliza 500 mg como dosis inicial y luego 250 mg cada 6 horas. El máximo diario es de 1250 mg.

3. Tylenol/Acetaminofen

Es el mismo medicamento, pero con diferentes nombres. Se recomienda para el dolor 650 mg cada 6 horas. La dosis máxima diaria es de 4000 mg.

El Tylenol no es un AINE: no ayuda a reducir la hinchazón o la inflamación. Funciona sobre todo en el cerebro, bloqueando la liberación de sustancias que causan la sensación de dolor. Este medicamento se metaboliza en el hígado y está contraindicado en personas con problemas hepáticos y en alcohólicos. Se recomienda no tomar alcohol cuando se esté tomando Tylenol.

La dosis para los niños también depende del peso. La recomendación es de 10-15 mg/kg cada 4-6 horas con una dosis máxima diaria de 65mg/kg/día. Tomando como referencia un niño de 35 libras (o 15,9 kg, redondeado a 16 kg), esto significaría 160-240 mg cada 4-6 horas, sin exceder los 1040 mg diarios.

Si tu hijo tiene un peso promedio para su edad, puedes utilizar esta versión simplificada.

Edad	En versión líquida (160mg/5mL)	Pastillas masticables (80mg)
4-11 meses	5mL es 1 cucharadita	No se aplica
12-23 meses	½ Cucharadita	No se aplica
2-3 años	¾ Cucharadita	2 pastillas
4-5 años	1 Cucharadita	3 pastillas
6-8 años	1.5 Cucharadita	4 pastillas
9-10 años	2 Cucharaditas	5 pastillas
11-12 años	2.5 Cucharaditas	6 pastillas

En ocasiones se prescribe Tylenol 3 después de la extracción de las muelas del juicio. Se recomienda tomar 1-2 pastillas cada 4-6 horas para el dolor. El Tylenol 3 es una combinación de 325 mg de paracetamol, 30 mg de codeína y 15 mg de cafeína. La codeína es un medicamento narcótico que se metaboliza parcialmente en morfina en el cuerpo. Las personas con asma grave o problemas respiratorios, con alergia al paracetamol o a la codeína, durante el embarazo o la lactancia no deben utilizarlo. Si eres un metabolizador ultrarrápido, no debes utilizar Tylenol 3. Debes evitar conducir o manejar alguna maquinaria, ya que puede provocar mareos y somnolencia. Así mismo, es importante que no tomes alcohol mientras estés tomando Tylenol 3.

Antibióticos

Hablemos ahora de los antibióticos. Los antibióticos se prescriben como tratamiento de una infección o para prevenirla. Actúan eliminando las bacterias o impidiendo que se propaguen. Al producirse una infección oral, el crecimiento excesivo de bacterias hace que se forme una bolsa de pus que suele causar hinchazón y dolor. Si no se trata, la infección puede extenderse a otras zonas de la mandíbula o incluso al cerebro. Hay muchas clases diferentes de antibióticos y, dentro de cada clase, los antibióticos individuales tratan diferentes tipos de infecciones.

1. Amoxicillina

    Es el antibiótico más utilizado para las infecciones orales. Es muy eficaz y tiene los menores efectos secundarios gastrointestinales. Tómate una dosis de 500 mg cada 8 horas durante 7 días. La primera dosis puede duplicarse (1g) para acelerar el proceso. La amoxicilina está contraindicada si eres alérgico a la penicilina.

    En el caso de los niños, la amoxicilina se administra normalmente en forma líquida y en función de la edad, el peso y el tipo de infección a tratar. Se recomienda una dosis de 20-40mg/kg/día, en dosis divididas cada 8 horas durante 10 días (sin superar los 2g diarios). Para un niño de 20 kg, esto significaría 400-800 mg/día, es decir, 133-267 mg por dosis. Asumiendo una suspensión de 250mg/5mL y para facilitar su dispensación, esto se refiere a 1 cucharadita (5mL) cada 8 horas.

2. Azitromicina

La azitromicina es la segunda opción si eres alérgico a la amoxicilina. La dosis estándar es de 500 mg (día 1), seguida de 250 mg una vez al día durante los 4 días siguientes. Entre las contraindicaciones se encuentra la alergia a la azitromicina o a otros antibióticos macrólidos.

Para los niños, la dosis depende del peso y se suministra en forma líquida. Se recomienda una dosis estándar de 5-12mg/kg en una sola toma diaria durante 3 días. Para un niño que pesa 20 kg, esto significaría 100-240 mg diarios. Asumiendo una suspensión de 200mg/5mL y para que sea más fácil de administrar, esto equivale a 1 cucharadita (5mL) diaria.

Con respecto a cualquier antibiótico, asegúrate siempre de tomar el tratamiento completo prescrito, incluso si empiezas a sentirte mejor antes de terminarlo. De no completar el tratamiento, es posible que no se eliminen las bacterias, lo que puede provocar infecciones recurrentes y resistencia a los antibióticos.

Premedicación antibiótica (tomada de RCDSO, 18 y AHA, 19)

En el campo odontológico, la premedicación con antibióticos o profilaxis antibiótica se refiere a la toma de antibióticos antes de ciertos procedimientos dentales (que pueden provocar hemorragias) para disminuir la posibilidad de infección en otra parte del cuerpo. Esto no es motivo de preocupación para la mayoría de las personas, pero en personas con "alto riesgo" de infección o con ciertas afecciones cardíacas, es totalmente necesario. Nosotros ya no proporcionamos cobertura de antibióticos para ningún reemplazo de articulación, sin embargo, tu cirujano ortopédico puede seguir queriendo que recibas premedicación y eso queda a su discreción.

Los antibióticos siguen siendo necesarios para los pacientes que padecen enfermedades cardíacas que suponen un mayor riesgo de sufrir resultados adversos por endocarditis infecciosa (una infección del revestimiento interno del corazón o de las válvulas cardíacas). Entre ellos se encuentran los pacientes que presentan:

1. Una prótesis valvular cardíaca

2. Una prótesis valvular cardíaca reparada

3. Un historial de endocarditis infecciosa

4. Una cardiopatía congénita específica (presente desde el nacimiento), incluyendo:

   a. Enfermedad coronaria cianótica no corregida, incluidas las derivaciones y conductos paliativos

   b. Circulación coronaria completamente reparada con material o dispositivo protésico, ya sea colocado mediante cirugía o intervención con catéter, durante los primeros 6 meses después del procedimiento

   c. Cardiopatía coronaria (CC) reparada con defectos residuales en el lugar de colocación de un parche protésico o de un dispositivo protésico o adyacente a él (que inhiben la endotelización)

5. Receptores de trasplantes cardíacos que desarrollan valvulopatía cardíaca

Lo habitual es administrar una única dosis de 2g de Amoxicilina (o cuatro cápsulas de 500mg) 30-60 minutos antes de la cita.

Para quienes son alérgicos a la penicilina, se recomienda una única dosis de 500 mg de azitromicina 30-60 minutos antes de la cirugía.

Para los pacientes que necesitan procedimientos dentales recurrentes que puedan introducir bacterias en el torrente sanguíneo, se recomienda utilizar un antibiótico de una clase diferente o esperar al menos 4 semanas entre las sesiones de tratamiento.

En el caso de los pacientes que ya estén tomando un tratamiento corto (7-10 días) de antibióticos orales, se recomienda utilizar un antibiótico de una clase diferente para asegurar la profilaxis o retrasar el procedimiento dental durante al menos 10 días tras la finalización del tratamiento corto de antibióticos.

Otros medicamentos comunes

Hay algunos otros medicamentos que se utilizan o prescriben habitualmente en odontología. Aquí los he enumerado.

1. Decadron/Dexametasona

    Es un esteroide utilizado para disminuir la hinchazón y la inflamación después de la cirugía. Se prescribe principalmente en una única dosis (4 mg) antes de la cirugía. Si se trata de una cirugía más extensa que implica a un paciente con un historial médico complicado, habrá múltiples dosis. El protocolo exacto será determinado por el médico. La dexametasona también se utiliza para la parestesia postoperatoria o los problemas nerviosos.

2. Clorohexidina (CHX)

    Es un enjuague bucal común prescrito para su uso después de la cirugía. Puede causar manchas graves si se utiliza durante más de dos semanas. Estudios recientes han hecho que este enjuague sea menos popular, en comparación con el uso de CPC (abajo).

3. Enjuague Bucal de Protección Múltiple Crest Pro Health (cloruro de cetilpiridinio CPC)

    Este es un enjuague bucal de venta libre. También puede causar manchas con el uso a largo plazo.

4. Triazolam

    Este es el principal sedante utilizado en la sedación oral moderada. Es una benzodiacepina y se suele administrar una dosis de 0,25 mg a 0,50 mg una hora antes de la cirugía, en el consultorio dental. Tiene un efecto rápido y no permanece mucho tiempo en el organismo debido a su corta vida media. En ocasiones se administran otras benzodiacepinas menos potentes como ansiolíticos, como Ativan (lorazepam) o Valium (diazepam). Estas duran más tiempo en el organismo, pero no son tan potentes.

No olvides seguir las instrucciones de tu médico y de tu farmacéutico cuando se trate de cualquier medicamento. Facilita siempre todo tu historial médico, independientemente de la importancia que le des. Si se produce una reacción alérgica (sobre todo urticaria, sarpullido y picor) a cualquier medicamento, deja de tomarlo inmediatamente y llama a tu médico. Asegúrate de revisar los efectos secundarios más frecuentes de cualquier medicamento con tu farmacéutico para saber qué es normal y qué no. Hemos incluido algunas instrucciones postoperatorias para varios procedimientos, para que siempre tengas algo de referencia. Ten en cuenta que pueden cambiar dependiendo de tu médico, pero los principios siguen siendo los mismos. Sigue siempre las instrucciones de tu médico.

Instrucciones Postoperatorias

Cirugía Bucal

Es normal que se produzca hinchazón después de la cirugía. La hinchazón suele alcanzar un máximo de 2 a 3 días después de la cirugía y puede tardar entre 4 y 7 días en desaparecer.

- Se debe aplicar una bolsa de hielo en la parte exterior de la cara - 20 minutos de forma continua durante 6-8 horas después de la cirugía. Esto ayudará a mantener la hinchazón al mínimo, pero puede que no la elimine por completo. No es raro que la hinchazón se produzca hasta el día siguiente a la cirugía.

Durante las primeras horas después de la cirugía se puede esperar una pequeña hemorragia.

- En caso de que haya una hemorragia apreciable, aplica presión en la zona mordiendo un trozo de gasa enrollado durante 20 minutos hasta que se detenga la hemorragia. No retires la gasa durante este periodo para examinar la zona quirúrgica. Si la hemorragia continúa, llama al consultorio. No intentes detener la hemorragia enjuagando o escupiendo. Esto hará que la zona sangre más. La primera noche después de la cirugía se recomienda colocar una toalla sobre la almohada.

Después de la cirugía, es de esperar que se produzcan ciertas molestias.

- Toma analgésicos según las indicaciones. Evita tomarlo con el estómago vacío para evitar las náuseas.

No bebas con pajita durante las 24 horas siguientes a la cirugía. Evita también los enjuagues durante este tiempo.

- La succión y los movimientos giratorios pueden desprender los coágulos de sangre, lo que puede provocar sequedad en las cuencas, un aumento del dolor y un retraso en la curación.

Es esencial tener una dieta adecuada para lograr una buena cicatrización. Si es posible, mastica en el lado no operado de la boca.

- Durante los primeros días posteriores a la operación se recomiendan alimentos blandos como puré de patatas, sopas, salsa de manzana y batidos.

- Aléjate de los alimentos pequeños y punzantes, como las palomitas de maíz, las patatas fritas, etc.

- Evita los jugos cítricos, los alimentos muy condimentados y el alcohol, ya que provocan dolor.

No fumes durante al menos 7 días después de la operación. El calor y el humo pueden deshacer los coágulos de sangre, causar sequedad en el alveolo, aumentar el dolor y retrasar la curación. También puede irritar las encías.

Es posible que durante las primeras 24 horas tengas una ligera sensación de debilidad y escalofríos.

- Sigue con tus actividades diarias habituales, pero intenta no realizar esfuerzos excesivos de ningún tipo. Actividades como ir al gimnasio, jugar al golf, al tenis, esquiar, nadar, etc., deben posponerse durante unos días después de la operación. Es recomendable realizar actividades tranquilas durante las primeras 48 horas después de la operación..

Puede ser necesaria una visita de seguimiento entre 7 y 10 días más tarde para asegurar la correcta cicatrización, independientemente del aspecto o la sensación de la zona operada.

Implantes

Las instrucciones postoperatorias de los implantes son las mismas que las de la cirugía oral, con las siguientes consideraciones especiales.

- Con los implantes de cerámica, asegúrate de llevar tu retenedor Essix 24 HORAS AL DÍA durante 3 meses hasta que esté listo para la restauración. Solo quítatelo DESPUÉS de comer para enjuagarlo y limpiarlo. Come con él. Duerme con él.

- No toques la zona del implante con los dedos, la lengua o el cepillo de dientes, a menos que tu médico te indique lo contrario.

- Puedes utilizar una jeringa Monoject con enjuague de agua salada o Crest Pro Health (cloruro de cetilpiridinio CPC). El médico te proporcionará un cepillo suave postquirúrgico para limpiar esa zona una vez retirados los puntos.

En cualquier procedimiento quirúrgico oral, MENOS ES MÁS. Cuanto menos se haga en la zona quirúrgica, mejor sanará.

Sedación (con Triazolam)

Los sedantes tardarán un tiempo en desaparecer de tu organismo. Esto puede tardar entre 12 y 24 horas. Es importante que descanses y que recibas un seguimiento cuidadoso durante las 24 horas posteriores a tu cita.

No debes realizar ninguna actividad en el exterior durante el resto del día posterior a la cirugía. Una vez transcurrido ese tiempo, se podrá reanudar la actividad en función de la intervención y de otras consideraciones posteriores al tratamiento. Debes permanecer en posición reclinada durante el resto del día, excepto para ir al baño. Alguien debe acompañarte/ayudarte al caminar.

Durante las primeras 24 horas después de la sedación :

- No conduzcas.

- No manejes ningún tipo de maquinaria o equipo potencialmente peligroso.

- No tomes decisiones importantes ni firmes documentos importantes.

- No ingieras bebidas alcohólicas.

- No realices ninguna actividad que requiera coordinación.

Deberías poder comer y beber con normalidad, sin olvidar las restricciones impuestas por el tipo de procedimiento dental que se haya realizado. La alimentación sólo depende de cómo te sientas. Se recomienda beber mucho líquido.

Las náuseas son un posible efecto secundario de la sedación. Tomar analgésicos y/o antibióticos con el estómago vacío también puede causar náuseas. Es mejor tomar este tipo de medicamentos teniendo en cuenta los alimentos para evitar las náuseas. Si las náuseas persisten durante más de 4 horas, ponte en contacto con tu dentista para que se pueda aplicar un tratamiento adecuado.

En el postoperatorio, no tome ningún medicamento narcótico para el dolor (codeína, Percodan® y otros) hasta 8 horas después de haber tomado el Triazolam.

Injerto de Tejido Blando

Relájate durante el resto del día. Es mejor abstenerse de realizar actividades físicas extenuantes, levantar objetos pesados o agacharse durante los próximos días. De este modo, se reducirá el dolor y la hinchazón y se evitará una hemorragia adicional.

Durante las dos primeras semanas después de la cirugía, se recomienda no fumar ni consumir alcohol. Estos dos elementos retrasan el proceso de curación y pueden aumentar la incidencia de complicaciones.

La hinchazón es normal después de la operación y puede alcanzar su punto máximo entre 2 y 5 días después de la misma.

- Aplica una bolsa de hielo en la parte exterior de la cara - 20 minutos de forma continua durante las primeras 24 horas. Esto ayudará a reducir la hinchazón al mínimo, pero no la eliminará por completo.

La mayor parte de la hemorragia se habrá detenido al salir de la consulta.

- Es normal que la saliva tenga un color rojizo durante las primeras 24 horas.

- Si se produce una hemorragia excesiva, coloca una gasa húmeda en la zona quirúrgica y sujétala con firmeza pero con suavidad durante 20 minutos. No pongas la gasa en seco, ya que de lo contrario puede pegarse a los puntos de sutura y sacarlo todo.

- Evita cualquier presión negativa o positiva que pueda desprender el coágulo. Evita beber con pajita, escupir con fuerza, enjuagarte con la boca cerrada o sonarte con fuerza.

Después de la operación, es de esperar que se produzcan ciertas molestias.

- Las molestias pueden durar desde unos días hasta las primeras semanas. La gran mayoría de los pacientes no sienten dolor al cabo de 3 días.

- Toma los medicamentos tal y como te haya recomendado tu médico. Evita tomar analgésicos con el estómago vacío para evitar las náuseas.

Se colocan puntos de sutura para mantener las encías en la posición adecuada durante la curación.

- Evita mirar la zona del injerto. Reduce todo lo posible el movimiento de los labios y no tires de ellos para mirar el injerto: eso puede incrementar la hemorragia y hacer que los puntos se desprendan.

- No toques las suturas con la lengua o el cepillo de dientes.

- Los puntos de sutura se retiran normalmente dos semanas después de la cirugía. Si un punto de sutura empieza a soltarse, no tires de él. Espera a que se suelte por sí solo o hasta tu seguimiento..

Durante el proceso de cicatrización, el injerto de tejido puede cambiar de aspecto y de color. El color puede ser blanco/gris/rojo durante el periodo de cicatrización. Esto es normal. NO te alarmes por el aspecto del injerto.

Es esencial tener una dieta adecuada para ayudar al proceso de cicatrización. No mastiques en la zona quirúrgica durante las dos primeras semanas hasta que se retiren los puntos de sutura.

- Se recomiendan los alimentos blandos. Esto significa cualquier cosa que no necesite ser cortada o que pueda ser cortada con un tenedor - puré de patatas, sopas, huevos, pescado, salsa de manzana, batidos, etc.

- Mantente alejado de los alimentos un poco punzantes (nada de palomitas de maíz, patatas fritas, etc.).

- Evita las comidas y bebidas calientes, picantes o ácidas durante los primeros días.

Se debe mantener un nivel normal de higiene bucal.

- Sigue cepillándote y utilizando el hilo dental en los dientes que NO han sido intervenidos.

- No te cepilles, ni utilices el hilo dental, ni toques la zona quirúrgica durante los 10 días posteriores a la cirugía.

- Puedes usar un enjuague de agua salada o Crest Pro Health (Cloruro de Cetilpiridinio CPC) el día DESPUÉS de la cirugía. No utilices ningún otro enjuague bucal.

- Se te dará un cepillo de dientes especial para usar en la zona quirúrgica en tu cita de seguimiento.

Protectores Dentales Nocturnos

Es posible que tardes un poco en acostumbrarte a llevar el protector dental. Antes de usarlo, ponlo siempre en agua caliente durante 5-10 segundos para que se ablande; esto hará que sea más fácil de colocar en la boca.

- Si notas que el protector dental te aprieta demasiado en alguna parte (desplazamiento/empuje de alguno de tus dientes), por favor, háznoslo saber para que podamos ajustarlo.

- También puede ser necesario ajustar la mordida para que sea más cómoda.

Siempre que te quites el protector nocturno por la mañana, límpialo. No importa lo que uses, los protectores dentales nocturnos se decoloran y se vuelven opacos con el tiempo. Esto es normal.

- Utiliza un cepillo de dientes de cerdas suaves con un poco de pasta de dientes (nada demasiado abrasivo). Enjuágate bien después.

- No utilices nada que contenga alcohol (comprueba la etiqueta de tu enjuague bucal), ya que con el tiempo puede agrietar el acrílico.

- Deja que se seque completamente al aire antes de guardarlo en un recipiente cerrado.

- Nunca metas tu protector nocturno en el lavavajillas ni lo hiervas en agua para limpiarlo.

Lleva tu protector nocturno a cualquier visita al dentista. Así podremos limpiarlo y hacer los ajustes necesarios.

- Lleva siempre tu protector nocturno si te vas a someter a algún tratamiento restaurador (empastes, coronas, etc.)

A los perros les encantan los protectores dentales nocturnos. Son excelentes juguetes para masticar. Ponlos en un lugar seguro, fuera del alcance de tus peludos amigos.

Invisalign

Para que un tratamiento Invisalign tenga éxito, es necesario que el paciente cumpla con su obligación de llevar los alineadores. Los alineadores deben llevarse al menos 22 horas al día. Solo se deben quitar para comer, beber algo que no sea agua y cepillarse los dientes.

- Después de comer, cepíllate siempre y utiliza el hilo dental antes de volver a colocarte las bandejas, de lo contrario se producirán caries.

- No te cepilles inmediatamente después de haber comido algo ácido. Espere 30 minutos antes de cepillarse y volver a colocarse el alineador.

- Cuando te cepilles los dientes, hazlo también con los alineadores.

- Siempre debes cepillarte los dientes y los alineadores por la mañana.

- Nunca pongas los alineadores en agua hirviendo ni los sumerjas en enjuague bucal o limpiador de dentaduras.

La primera bandeja y el primer día de la mayoría de las bandejas se sentirá apretado ya que están moviendo sus dientes a la siguiente etapa. Esto es normal.

- Cuando coloques los alineadores, hazlo siempre de delante hacia atrás. Comienza por los dientes delanteros y muévelos suavemente hacia atrás.

- Al retirar los alineadores, hazlo de atrás hacia delante. Comienza por los dientes posteriores y avanza suavemente hacia delante. No te quites los alineadores tirando directamente hacia abajo desde la parte trasera. Esto puede hacer que se rompa el alineador en el centro.

- Cambia tus bandejas de acuerdo con el programa proporcionado por tu médico (normalmente cambios de una semana). Cámbialas por la noche justo antes de acostarte para que puedas acostumbrarte a las nuevas bandejas mientras duermes.

- Las bandejas están hechas para ser usadas secuencialmente, así que no te olvides de ellas.

- Si el siguiente conjunto de bandejas no te queda bien, intenta usar la última bandeja durante un día más para ver si eso ayuda - si no, comunícate con tu consultorio.

- Utiliza Chewies o Mordedores Dentales para ayudar a colocar tus bandejas cada vez que te las quites - esto ayudará a que se mantengan en su sitio.

- Tus dientes se están moviendo, por lo que tu mordida cambiará y los dientes pueden empezar a sentirse un poco móviles. También es posible que sientas dolor en algunas bandejas. Normalmente esto desaparece. Si no es así, díselo a tu médico.

Nunca pongas o envuelvas tus alineadores en una servilleta, ya que pueden caerse por error. Guarda tus bandejas siempre en el estuche de transporte de Invisalign que se proporciona.

Mantén tus alineadores fuera del alcance de las mascotas. Los perros y los gatos creen que son grandes juguetes para morder.

En caso de que se te caiga algún accesorio, llama inmediatamente a la consulta para que podamos volver a colocarlo, de lo contrario el siguiente juego de bandejas podría no encajar.

Nunca tires tus alineadores.

- Cuando acabes con un juego, límpialos y colócalos de nuevo en su bolsa original. Estos pueden utilizarse como respaldo en caso de que se pierda o se rompa un alineador.

- Si pierde o rompe un juego de alineadores, utiliza el juego anterior. Llama al consultorio para hablar de los siguientes pasos.

Es importante que tu progreso sea monitoreado.

- Acude a todas las citas.

- Si haces avances de atención virtual, recuerda subir tus fotos en los intervalos designados.

Al terminar tu tratamiento Invisalign, deberás llevar retenedores para evitar que se produzcan recaídas. Recuerda que no hay nada que hagamos en tu boca que no puedas deshacer.

Referencias

1. Kois Learning Center - https://www.koiscenter.com/patient-education/miscellaneous/how-much-radiation-do-i-get-from-a-dental-x-ray

2. ADA –Patient Smart – Baby Bottle Tooth Decay - https://www.ada.org/~/media/ADA/Publications/Files/ADA_Patient_Smart_BBTD.ashx

3. ADA – MouthHealthy - https://www.mouthhealthy.org/en/az-topics/e/eruption-charts

4. Huff Post – Parent to Parent: All you need to know about your childrens teeth - https://www.huffpost.com/entry/parent-to-parent-all-you-_b_9825940

5. ADA – Fluoridation facts - https://www.ada.org/~/media/ADA/Files/Fluoridation_Facts.pdf?la=en

6. "The Effect of Toothbrushing and Flossing Sequence on Interdental Plaque Reduction and Fluoride Retention: A Randomized Controlled Clinical Trial", Journal of Periodontology 2018 - https://aap.onlinelibrary.wiley.com/doi/abs/10.1002/JPER.17-0149

7. Dental Care – https://www.dentalcare.com/en-us/professional-education/ce-courses/ce542/tooth-whitening

8. Science Direct – Agreement among dentists' restorative treatment planning thresholds for primary occlusal caries, primary proximal caries, and existing restorations: Findings from the national dental practice-based research network- https://www.sciencedirect.com/science/article/abs/pii/S0300571213001371

9. Tooth whitening – *what we need to know by Clifton M Carey* - https://www.ncbi.nlm.nih.gov/pmc/articles/PMC4058574

10. Glidewell Overdenture- https://glidewelldental.com/solutions/implant-solutions/implant-restorations/implant-overdentures

11. Glidewell All on X - https://glidewelldental.com/solutions/implant-solutions/implant-restorations/bruxzir-esthetic-implant-prosthesis

12. Dental Care – https://www.dentalcare.com/en-us/professional-education/ce-courses/ce542/tooth-whitening

13. Journal of Dent Anesthesia and Pain Medicine - Use of local Anesthetics for dental treatment during pregnancy https://www.ncbi.nlm.nih.gov/pmc/articles/PMC5564152/

14. Medicines in Pregnancy - https://www.medicinesinpregnancy.org/Medicine--pregnancy/Amoxicillin/

15. Mother to Baby - https://mothertobaby.org/fact-sheets/tetracycline-pregnancy/

16. FDA Pregnancy Categories - https://www.drugs.com/pregnancy-categories.html

17. Mother to Baby - https://mothertobaby.org/fact-sheets/ibuprofen-pregnancy/pdf

18. RCDSO Prophylaxis Recommendations - https://www.rcdso.org/en-ca/rcdso-members/practice-advisory-service/information-on-antibiotic-prophylaxis

19. ADA Scientific Statement -Prevention of Viridans Group Streptococcal Infective Endocarditis - https://www.ahajournals.org/doi/pdf/10.1161/CIR.00000000000009